KB266497

김민식의
내 몸을 바꾸는
평생 루틴

나이 들수록 건강해지는 습관의 힘

김민식의
내 몸을 바꾸는
평생 루틴

김민식
지음

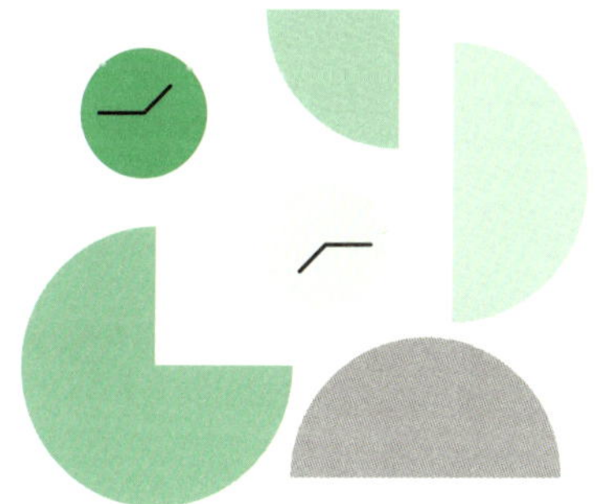

중앙books

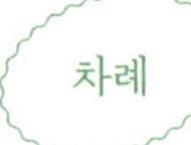

1부

잘 먹어야
잘 산다

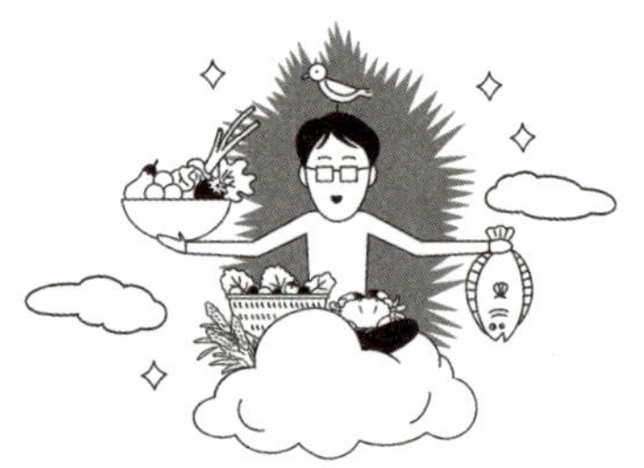

2부

잘 움직여야
잘 산다

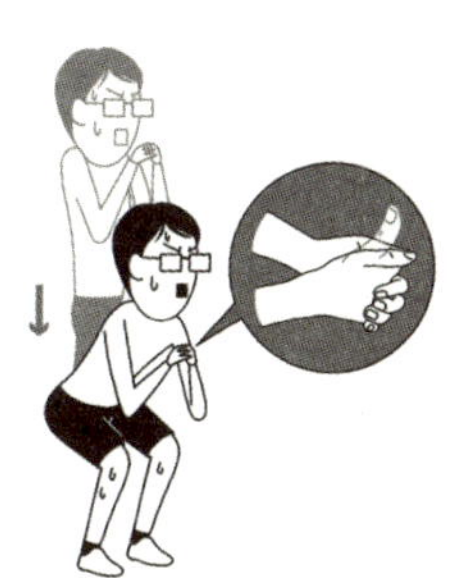

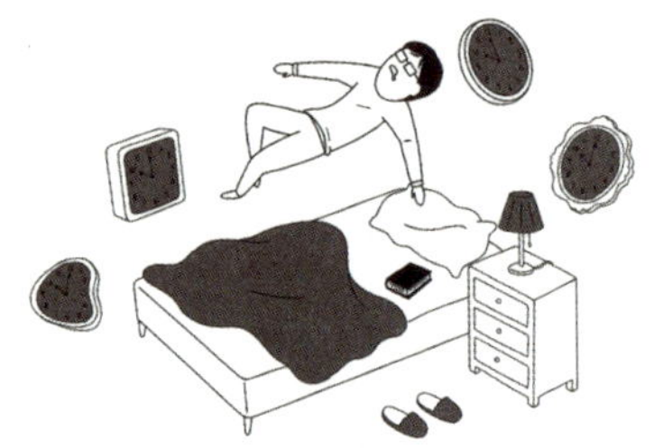

3부

잘 자야
잘 산다

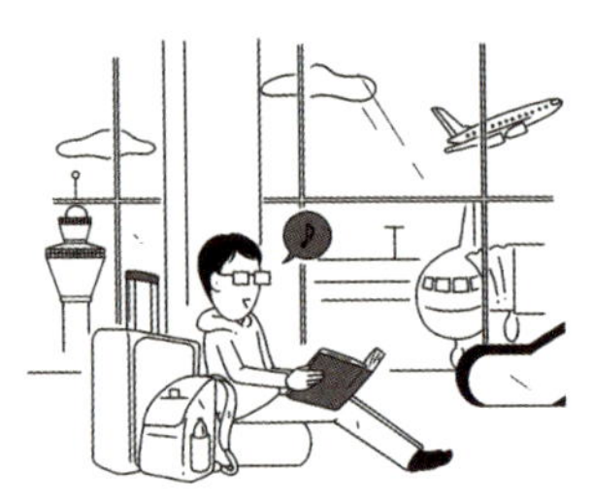

4부

잘 놀아야
잘 산다

5부

잘 늙어야 잘 죽는다

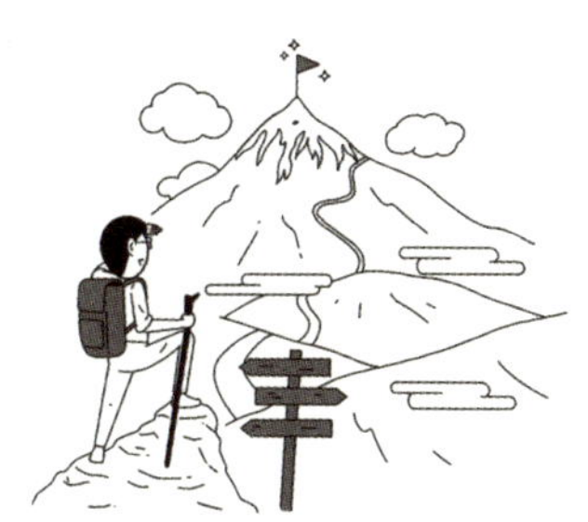

에필로그

나이 육십에
몸짱이 되는 게
꿈입니다

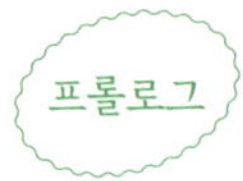

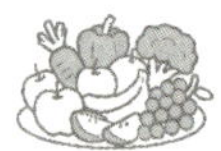  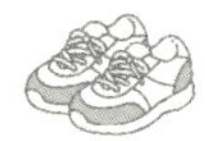 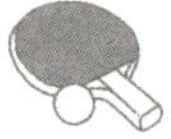 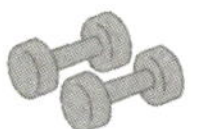

대학에서 석탄채굴학과 석유시추공학을 전공했는데 탄광에 가고 싶지 않았어요. 전공을 살리지 않고 취업하려면 특기가 필요했죠. 독학으로 영어 회화를 공부했어요. 군복무하면서 영어책 한 권을 통째로 외웠고, 비록 가고 싶었던 일곱 곳의 회사에선 떨어졌지만 취업에 성공했습니다. 저를 받아준 회사에서 치과 외판 사원으로 일했는데, 세일즈가 힘들더군요. 이직을 위해 주경야독했습니다. 퇴근하자마자 통역대학원 입시반으로 달려갔죠. 외대 통역대학원에 합격했을 때 느꼈어요. '하면 되는구나!' 그 자신감을 바탕으로 MBC 예능 피디에 도전했고 세상에서 가장 재미있는 직업을 갖게 되었습니다. 전공을 살리지 않고도 말이죠.

하면 다 될 줄 알았는데, 해도 안 되는 일이 더 많았어요. 특히 다른 사람의 마음을 얻는 일은요. 시청률이 그랬습니다. 제 딴에는 재미있다고 만든 시트콤이 시청률 부진으로 조기 종영되기도 했습니다. 제아무리 노력해도 안 되는 게 있어요.

청춘 시트콤 〈뉴 논스톱〉을 연출할 때, 매일 아침 시청률 성적표가 제게 도착했습니다. 동 시간대 경쟁작 KBS의 〈인간극장〉은 사람들의 진솔한 삶을 담아내며 큰 사랑을 받았고, 우리 시트콤은 초반에 형편없는 싱적을 기록했죠. '다른 예능 프로그램은 일주일에 한 번 방송하니까 시청률도 한 번만 나오는데, 나는 하필 일일 시트콤을 만들어서 왜 매일 성적표를 받아야 하니…' 하는 자괴감이 몰려왔습니다.

포기하려던 순간 시청률이 달리 보이더군요. 시청률을 '심판'이 아닌 '성장 지표'로 생각했더니, 꼴찌 성적표에서도 배울 점이 있었어요. 연령대별, 시간대별 시청률을 꼼꼼히 분석하니 패턴이 보였습니다. 10대는 우리 시트콤을 좋아했고, 40~50대는 〈인간극장〉을 선택했습니다. 그때 전략을 세웠습니다. 바로 청소년들이 열광하는 아이돌을 캐스팅하는 것이었죠. 당시 인기를 끌었던 아이돌 그룹

god가 특별 출연하자 시청률이 치솟았습니다. 또 조인성이 박경림을 짝사랑하는 장면에서 분당 시청률이 상승했습니다. '아, 러브라인에 힘을 실어야겠구나'라고 판단했죠. 양동근의 코믹 연기에 신인 장나라를 붙여 색다른 로맨스를 추가했습니다.

악플도 달리 보이더군요. 시청자의 취향을 보여주는 데이터라고 생각하니 하나같이 유용했습니다. '10대 남학생은 양동근의 코미디를 좋아하는구나!', '40대 주부는 박경림의 억척스러운 모습에 감정이입을 하네?' 시청자의 마음을 읽으려 노력하니, 시청률이 점점 올라 결국 1위를 차지했어요. 그 작품으로 저는 백상예술대상 신인 연출상도 받았습니다. 부정적인 시청률을 성장의 발판으로 삼은, '멘탈갑'의 쾌거였지요.

그런데 나이 오십을 넘어서니 멘탈만으로는 안 되는 커다란 장벽이 기다리고 있었어요. 바로 노화와 건강입니다. 세월 앞에 장사 없다고, 줄어드는 머리숱과 늘어나는 뱃살을 막을 길이 없어요. 건강검진은 매년 치르는 자격시험 같지요. 성적표에는 '지방간', '혈당 상승', '근육량 부족' 같은 항목이 등장했습니다. 다행히 이 성적표는 등수를 매기는 게 아니라 내 몸에 대해 무엇을 알고 무엇을 실천해야 하는지 알려주는 가이드라인이 되어줍니다. 그래서 저는 건강검진을 대충 하지 않아요. 추가 비용을 들여 세부 항목까지 꼼꼼하게 살피며 건강 자격시험에 성실히 임합니다.

몇 해 전 간암 말기로 시한부 판정을 받은 후배 곁을 지킨 적이 있어요. 유명 IT 대기업을 다니며 철야에 주말 근무에 바빠서 몇 년 간 건강검진도 받지 못했던 후배는 몸이 너무 피로해 영양제 주사를 맞으려고 병원에 들렀다가 간암 말기 판정을 받았습니다. 당시 후배 나이 30대 중반이었지요. 후배가 그랬어요.

"형, 아무리 바빠도 건강검진은 매년 꼭 챙기세요."

40대부터 저는 5년 연속 '지방간' 판정을 받았습니다. 생의 마지막까지 암과 싸우던 후배를 가까이서 지켜본 저는 지방간이 너무 무서웠어요. 지방간은 방치하면 간염으로, 더 나아가 간암으로 이어질 수 있거든요.

'어떻게 하면 지방간을 없앨 수 있을까?'

일단 도서관으로 달려갔습니다. 의사들이 쓴 건강 서적을 수백 권 읽고, 책에서 권하는 습관을 하나씩 실천했습니다. 그랬더니 기적처럼 지방간이 사라졌습니다. 검진 기관에서 상담하시던 의사분이 칭찬해주셨어요. 그러면서 이번엔 저의 체성분 분석표를 보고 경고를 했습니다.

"근육량이 부족한 편이네요. 지방간은 사라졌지만, 언제든 다시 찾아올 수 있어요. 그걸 막기 위해서는 근육을 키워야 합니다. 나이 오십이 넘어가면 근감소증이 심해져요. 지금이 근육을 키울 수 있는 마지막 기회라 생각하고 운동을 하세요."

그래서 다음 날 바로 헬스클럽에 등록했고요. 평생 근검절약을 금과옥조로 삼아온 제가 무려 1시간에 7만 원짜리인 피티Personal

오십대의 저는 새로운 목표를 세웠습니다. 바로 '나이 육십에 몸짱이 되는 것!' 정말 쉽지 않은 목표지요. 오십 넘어 근육을 키우는 게 장난이 아니더라고요. 빨라지는 노화 속도를 늦춰 몸짱이 되기 위해서는 건강을 위한 루틴이 필수고요, 루틴을 만들고 유지하는 데에는 기술이 필요합니다. 수많은 실패 끝에 사소한 성공 경험을 쌓아가다 보니 어느새 하루를, 일주일을, 한 달을 나만의 루틴으로 채우게 되었습니다. 그 덕분에 어제보다 오늘 더, 저는 육십 몸짱에 다가서고 있습니다.

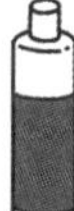

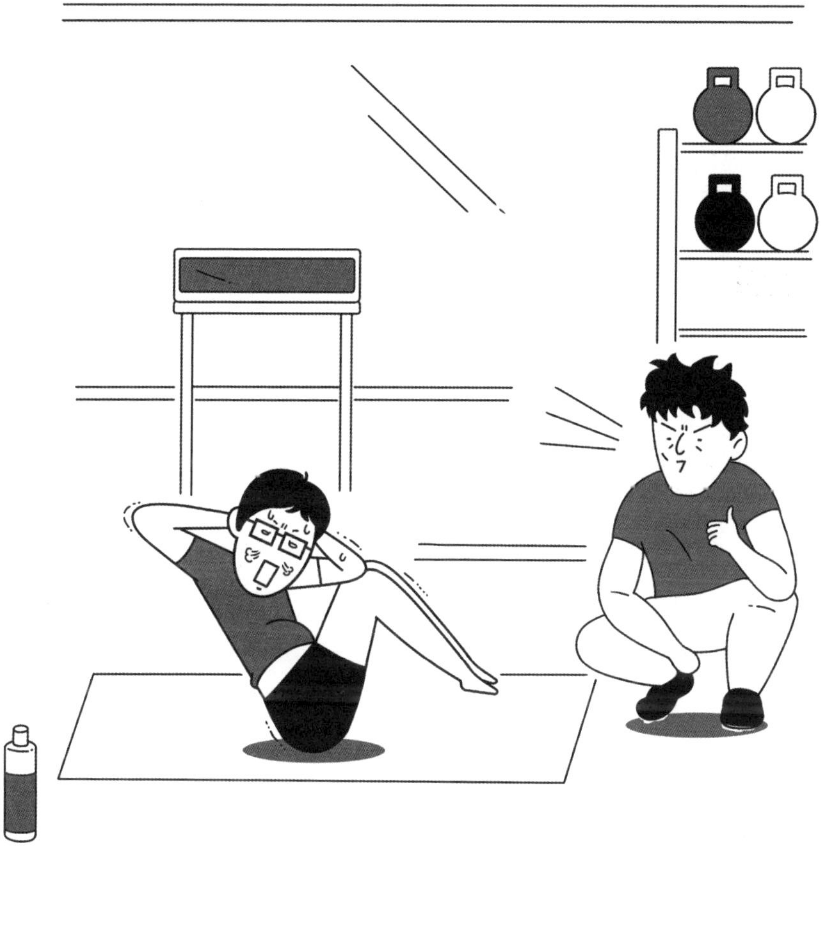

1부
잘 먹어야 잘 산다

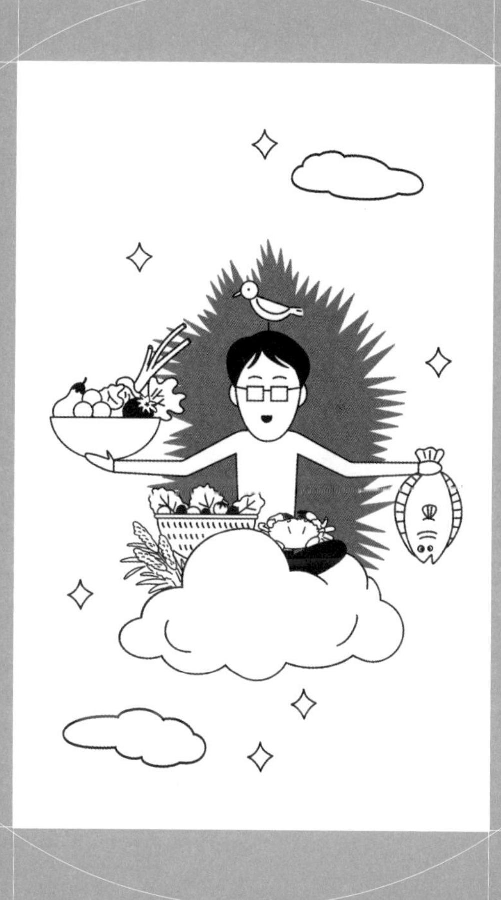

꾸준함에도
기술이 필요하다

좋은 삶이란 어떤 삶일까요? 저는 좋은 습관으로 일상을 채우면 좋은 삶이 된다고 믿어요. 건강을 지키는 데 가장 중요한 것은 특별한 약이나 비싼 음식이 아닙니다. 몸에 이로운 습관을 만들고 유지하는 것입니다. 하지만 좋은 습관이란 게 하루아침에 생기지 않아요. 핵심은 꾸준함이죠. 그 꾸준함을 길러주는 책이 있습니다.

《꾸준함의 기술續ける思考》의 저자 이노우에 신파치井上新八는 20년 넘게 활동한 북디자이너로, 1년에 무려 200권의 책을 디자인합니다. 그러면서도 25년간 조깅, 22년간 일기 쓰기, 9년간 블로그 글쓰기, 3년간 춤 연습, 매일 한 권씩 책 읽기 등 수많은 습관을 꾸준히 이어왔어요. 어떻게 이 많은 루틴을 한결같이 유지하는 '꾸준함의

달인'이 되었을까요? 저자는 '의지'에 의존하지 않고, 습관을 지탱하는 구조를 만들었다고 말합니다.

좋은 습관을 만드는 세 가지 방법

첫째, 작은 행동부터 시작하기

'오늘부터 매일 아침 30분 달리기!', '영어 단어 100개 외우기!' 이런 결심은 대부분 작심삼일로 끝납니다. 저자가 권하는 방식은 훨씬 단순합니다. 이를테면 '아침에 일어나 물 한 잔 마시기.' 아주 사소하지만 이런 행동이 새로운 습관의 마중물이 되지요. 작은 행동이 쌓이면, 나도 모르게 더 큰 변화로 이어지거든요.

둘째, 자신의 수준에 맞게 강도 줄이기

몸을 제대로 만들려면 푸시업을 하라는 말에 도전했는데, 다섯 개도 채 하지 못하고 멈췄어요. 어깨가 너무 아파 도저히 못 하겠더라고요. 포기할까 하다가 방법을 바꿔보았습니다. 매트에 무릎을 대고 하니 10개까지 가능하더라고요. 일본 여행을 다닐 때는 호텔방이 작아서 운동하기 힘든데요, 공간이 좁을 때는 벽에 손을 대고 하는 '벽 푸시업'을 했습니다. 중요한 건 완벽하게 하는 게 아니라, 상황에 맞게 줄이고 변형해서라도 매일 하는 것입니다. 이렇게 습관이 자리 잡으면 조금씩 강도와 횟수를 늘려갈 수 있습니다.

셋째, 작은 일을 세트로 묶기

작은 습관은 쉽게 잊히기 때문에, 다른 습관과 연결하는 것이 효과적입니다. 저는 허리 부상 이후 매일 아침 매트를 펴고 유튜브를 틀어 스트레칭 영상을 보고 따라 했습니다. 어느 날 책에서 명상이 정신 건강에 좋다는 것을 읽고, 스트레칭이 끝나면 바로 10분짜리 명상 영상을 틀고 이어서 명상을 합니다. 습관 하나를 더 붙인 것이지요. 그러다 기왕에 매트를 펼쳤으니 매트 위에서 스쿼트, 푸시업, 플랭크까지 했어요. 세 가지를 동시에 한 게 아니라, 스쿼트 먼저 시작해서 익숙해지면 푸시업, 그다음에 플랭크 이렇게 하나씩 늘려갔어요. 기존 습관이 무르익은 후에 새로운 습관을 붙이면 훨씬 수월하게 루틴을 만들 수 있어요.

습관을 만들고 유지하는 데에 기록이 큰 도움이 됩니다. 예를 들어 '매일 스쿼트 10개'를 목표로 세웠다면, 다 하고 나서 달력에 동그라미를 칩니다. 달력이 점점 동그라미로 채워지면 뿌듯함이 생기고, 하루 빠진 공백이 생기면 어떻게든 이어가야겠다는 마음이 생겨요. 한 날과 안 한 날이 한눈에 보이는 게 효능감을 높여줍니다.

저는 스마트폰 캘린더와 메모장을 활용합니다. 알람이 울리면 푸시업을 하고, 메모장에 '스쿼트 10개'라고 씁니다. 한 달쯤 지나면 이제는 10개가 쉬워져 20개로 늘립니다. 기록의 방식보다 중요한 것은 매일의 성취를 기록해 누적되는 것을 보는 겁니다. 혹시 하지 못한 날이 있더라도, 그냥 넘어가지 않고 '하지 못한 이유'를 기록합니다. '출장', '허리 통증' 이런 식으로 적어두면, 설령 건너뛰어도 기록하는 습관은 유지되죠. 때로는 기록을 위해서라도 운동하게 되는데, 그 또한 꾸준함을 만들어주니 도움이 됩니다.

새로운 습관을 만들고 싶은데 '무엇을 시작하면 좋을까?' 하고 고민이 되시나요? 건강을 위해 오래전부터 해보고 싶었던 게 있다면 그것부터 하세요. 딱히 떠오르지 않으면, 남들이 권하는 기본적인 습관을 따라 해도 좋아요. 스트레칭, 명상, 근력 운동 같은 것들이죠. 중요한 건 거창한 목표가 아니라, 오늘 당장 할 수 있는 작은 실천입니다.

저자가 꾸준히 많은 것을 유지할 수 있었던 건, '재밌기' 때문인데요, 이 재미가 쉽다는 건 아닙니다. 오히려 쉬운 일은 금세 지루해져요. 어려운 일을 꾸준히 할 때 재미가 생깁니다. 노력 끝에 일군 성취는 그 이상의 기쁨을 선사합니다. '왜 이렇게 힘들지?' 싶을 때 '재밌겠는데?'를 떠올려보아요.

건강을 지키는 습관은 단기간에 완성되지 않습니다. 규칙적인 생활과 작은 꾸준함이 차곡차곡 쌓일 때 몸과 마음이 균형을 이룹니다. "하루의 작은 선택이 평생을 바꾼다"는 말은 결코 과장이 아니에요. 늦은 밤 스마트폰 대신 일찍 잠드는 습관, 패스트푸드 대신 채소와 과일을 챙기는 습관, 매일 조금씩 몸을 움직이는 습관은 눈에 띄지 않게 우리의 건강을 지켜줍니다.

건강을 잃고 나서야 그 소중함을 깨닫는 사람이 너무 많습니다. 병에 걸리면 치료하고 회복하는 데 더 많은 시간과 노력, 돈이 듭니다. 예방이 가장 지혜로운 길이지요. 좋은 습관은 단순히 건강에만 이로운 게 아니에요. 맑은 정신, 안정된 감정, 긍정적인 인간관계, 더 나은 일의 성과까지 가져옵니다. 루틴을 지킬수록 자존감이 커지고, '나는 무엇이든 할 수 있다'는 자신감도 무럭무럭 자랍니다. 건강은 삶의 기초입니다. 오늘의 작은 실천이 내일의 행복을 결정하지요. 작은 습관 하나로 질병을 멀리하고 삶에 활력을 불어넣어봅시다. 지금 당장!

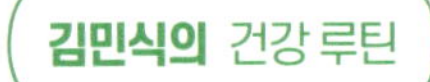

아침에 일어나자마자 미지근한 물 한 잔 마시기부터 시작합니다.

더하기보다
빼기가 먼저다

요즘 저는 퇴직자 연수에 인생 이모작 강연을 하러 다닙니다. 강연 무대에 올라서 보면 약간 떨떠름한 표정으로 앉아 삐딱한 자세로 보는 분들도 있어요. '나는 회사에서 임원을 달고 싶은데, 평사원으로 퇴직하게 되었구나. 벌써 퇴직자 연수라니, 슬슬 나가라는 소리인가?' 저는 그런 분들에게 축하 인사를 건넵니다.

"퇴직자 연수까지 이렇게 살아서 오신 여러분, 축하드립니다."

회사 생활할 때 저의 꿈은 과로사하지 않고 살아서 퇴사하는 것이었어요. 드라마 제작 현장은 과로의 연속입니다. 피디의 경우, 하루 2~3시간씩 쪽잠을 자면서 일을 합니다. 야간 촬영이 새벽 3시에 끝나면 집에 들어가 씻고 잠깐 눈 붙이고, 7시에 시작하는 촬영을 위해 6시에 집을 나섭니다. 2시간 자고 일어나면 머리가 깨질 듯이 아픕니다. '이대로 나가면 너 죽어! 다시 자야 해'라고 온몸이 뜯어 말리는 것 같아요.

실제로 드라마 제작 현장에서 과로로 사망하는 사례도 있었습니다. 주말연속극을 연출할 때 함께 일하던 40대 편집자가 밤샘 편집 끝에 뇌출혈로 쓰러져 세상을 떠났습니다. 드라마는 중도에 편집자가 바뀌면 영상의 리듬과 톤이 바뀌어 시청자가 보기에 매끄럽지가 않아요. 그래서 건강 문제로 중도 하차한 편집자는 한동안 일을 구하기 힘들어요. 몸이 약해서 드라마 제작에 지장을 초래할 수 있다는 소문이 퍼지면 프리랜서 편집자는 일감이 끊기거든요. 그런 불안감에 몸이 안 좋아도 그냥 밀어붙였던 것 같아요. 피로하거나 아프다는 건, 몸이 내게 보내는 경고입니다. '이제 좀 쉬어야 해.' 이 위험 신호를 무시하고 계속 달리면 그 끝에서 기다리는 건 과로사입니다.

바쁘게 돌아가는 드라마 촬영 현장에서 일하는 사람들은 고질적으로 운동 부족과 수면 부족에 시달립니다. 반대로 스트레스가 많으니 흡연과 음주에 매달립니다. 몸이 주는 경고를 무시하고 계속 달리기 위해 근무 중에는 흡연으로 잠을 쫓고, 퇴근 후에는 음주로 회포를 풀죠. 아, 몸에 꼭 필요한 운동과 수면은 멀리하고, 몸에 해로운 술과 담배를 가까이하며 일하다니, 정말 큰일입니다.

잘 먹어야 잘 삽니다. 그런데 잘 먹는 것보다 더 중요한 건, 먹지

                                   김민식의 내 몸을 바꾸는 평생 루틴

말아야 할 것을 피하는 겁니다. 몸에 좋지 않은 건 애초에 입에 대지 않는 게 최선이지요. 새로운 식이요법이 유행할 때마다 먹지 말라는 게 하나씩 늘어납니다.

"저지방 다이어트: 지방이 문제다, 지방을 먹지 마라."

"케토 다이어트: 탄수화물이 문제다, 탄수화물을 먹지 마라."

"구석기 다이어트: 가공식품이 문제다. 원시인처럼 먹어라."

"채식 다이어트: 육식이 환경을 망친다. 고기를 먹지 마라."

"육식 다이어트: 단백질 부족이 문제다. 고기만 먹어라."

"지중해 다이어트: 장수하려면 지중해 사람들처럼 먹어라."

도대체 무엇을 먹고, 무엇을 끊어야 할까요? 저는 단 세 가지를 안 합니다. 술과 담배, 커피. 제 건강 관리의 출발점은 바로 여기서 시작됩니다.

술

대학 신입생 때는 술을 곧잘 마셨습니다. 어른이 된 것 같은 기분이 들었어서요. 대학교 2학년 때, 하숙집에서 술에 취한 후배와 언쟁을 벌이다 일이 커졌습니다. 취한 후배가 "형이 그렇게 나오면, 아무리 선배라도 제가 칠 수 있어요"라고 하기에 "그래, 쳐라. 쳐라." 하며 얼굴을 내밀었는데, 정말로 주먹이 날아왔어요. 턱이 찢어져 응급실에서 몇 바늘 꿰매야 했습니다. 다음 날 술이 깬 후배가 무릎을 꿇고 빌며 죄송하다 했습니다. 나 역시 술에 취해 도발한 잘못이 있으니 그냥 넘어갔지요. 술기운에 애먼 얼굴에 흉만 졌어요.

직장 생활을 할 때, 술을 무척 좋아하던 선배가 있었습니다. 점심에도 반주를 곁들이고 종종 사무실에서 술 냄새를 풍기며 다녔습니다. 그러던 어느 날 밤, 만취 상태에서 차도로 뛰어들었다가 큰 교통사고를 당해 하마터면 죽을 뻔했어요. 선배는 몇 달 치료 끝에 복귀했지만 목발을 짚고 다녀야 했고, 강제 금주로 인한 금단증상 때문인지 사람이 어두워졌어요. 몇 년 후에 40대 젊은 나이에 과로사로 세상을 떠났다는 소식을 들었습니다.

술에 취하면 내가 나 자신에게 가장 무서운 존재가 됩니다. 내가 어떤 짓을 저지를지 알 수 없으니까요. 공중파 위세가 대단하던 시절, MBC 피디로 일하면서 술에 취해 사고 치고 회사를 그만두는 선배들이 적지 않았어요. 배우들 중에도 알코올로 스트레스를 푼다는 소문이 돌고 얼마 뒤에 음주 운전이나 마약 사건으로 드라마에서 하차하는 경우도 있었지요. 그 피해는 당사자에게 국한되지 않아요. 고생 끝에 만든 드라마가 편집으로 망가지거나 아예 방송을 못 하는 경우도 생깁니다. 그렇게나 좋아하는 일을 술 때문에 그만둔다? 너무 아깝잖아요. 그래서 저는 술을 멀리합니다.

담배

아버지는 비흡연자였어요. 근검절약이 몸에 밴 분이라 "담뱃값만 아껴도 돈이 얼마인데!" 하고 담배를 멀리하셨지요. 덕분에 저는

　　　　　　　　　　　김민식의 내 몸을 바꾸는 평생 루틴

어려서 담배를 접할 기회가 없었습니다. 대학에 가서야 친구들이 피우는 담배 냄새를 맡게 되었는데 너무 싫었습니다. 애초에 피우지 않았지만 결정적으로 자전거 동아리 활동을 하며 담배의 해악을 확실히 알았거든요.

자전거는 평지를 달릴 때는 실력이 비슷해 보이지만, 오르막에서 차이가 확 드러납니다. 동아리의 최대 행사였던 여름 전국 일주에 경사길을 자전거로 세 시간이나 올라야 하는 설악산 한계령 코스가 포함되어 있었습니다. 평소에 남산이나 워커힐 언덕을 오르며 훈련을 했는데, 아무리 자전거를 잘 타는 선배도 오르기 직전 담배를 피우면 꼭 중턱에서 호흡이 달려 헉헉대며 쉬어야 했습니다. 담배가 인체에 어떤 영향을 미치는지 매주 눈앞에서 확인하는 셈이었지요. 원래도 약골이었던 내가 담배까지 피운다면 절대 못 오르겠다는 생각이 들었습니다. 담배를 입에도 대지 않았던 덕분에 저는 13명이 떠난 전국 일주에서 끝까지 완주한 4명 중 하나가 될 수 있었습니다.

군대에서도, 직장에서도 담배 권유를 피하며 버텼지만 의외로 연애에서 위기를 맞았습니다. 영업사원 시절 잠시 만난 여성이 담배를 피웠거든요. '그녀의 손가락 사이로 피어오르는 하얀 연기' 같은 노래 가사가 떠오를 정도로 멋져 보였지만, 막상 뽀뽀할 때 풍기는 담배 냄새가 너무 고약했습니다. '나도 담배를 피우면 견딜 수 있지 않을까?' 싶어 한 대 물었다가 바로 기침 세례에 정신이 혼미해지더라고요. 결국 그녀와는 헤어졌어요. 담배를 참아줄 정도로 사랑하지 않았던 건지도 모릅니다. 하지만 이후로도 담배 피우는 사람과는 연애하지 않았어요.

술과 담배에 비하면 커피 정도는 괜찮지 않냐고 묻는 분들이 많아요. 맞아요. 저도 그렇게 생각했어요. 문제는 수면을 방해한다는 거예요. 송출실에서 일할 때, 야간 교대 근무를 했는데요, 새벽 3시까지 방송을 송출하고, 잠깐 눈 붙였다가 4시 반에 다시 일어나 애국가를 틀어야 했습니다. 밤에 한 시간 자고 다시 일어나면 머리가 쪼개질 듯 아팠습니다. 짧게 자더라도 숙면을 방해하는 것은 무엇이든 피해야 했지요. 커피가 몸에 좋다고 말하는 사람도 있지만, 수면의 질이나 양을 해친다면 저에게는 독이나 다름없습니다.

우리 몸에는 '아데노신'이라는 물질이 있습니다. 깨어 있는 동안 뇌 속에 점점 쌓이면서 졸음을 유발하는 신호를 보내요. 카페인은 아데노신과 구조가 매우 비슷해서, 수용체 자리에 '가짜 열쇠'처럼 들어가 아데노신이 작동하는 걸 막습니다. 결과적으로 뇌는 '아직 피곤하지 않다'고 착각하고 깨어 있는 상태를 유지하게 되지요. 즉, 카페인은 졸음을 없애는 게 아니라 '졸음을 느끼지 못하게 속이는 것'이에요. 더군다나 뇌의 도파민 분비를 증가시키고 교감신경을 자극해 각성 상태를 유지시킵니다. 반감기가 길어(4~8시간) 밤늦게까지 잠이 안 오게 만들어 수면 시간을 줄이고 깊이 못 자게 방해합니다. 결국 술과 담배만 멀리하던 저는 커피까지 끊게 되었습니다.

회식 자리에서 술을 거절하면 꼭 이런 질문을 하는 선배가 있었어요.

"암 걸렸냐?"

"아닙니다."

"교회 다니냐?"

"아니요."

"그럼 한잔해, 임마."

그때부터 이렇게 대답했습니다.

"저는 술, 담배, 커피는 안 해요."

"왜?"

"저는 책만 읽어도 충분히 행복한 활자 중독자입니다. 굳이 알코올, 니코틴, 카페인 같은 외부 자극에 의지해 기분을 고양할 필요가 없습니다."

그렇게 말하니, 선배들이 더는 술자리에 부르지 않았습니다. 술맛 떨어진다면서요.

몇 년 동안 건강에 관한 책에 파묻혀 정말 많은 책을 읽었는데요, 제 나름대로 내린 결론은 이렇습니다. 사람들은 몸에 좋은 걸 먹

으려고 많은 돈을 쓰지만, 사실 몸에 좋은 것을 열 가지 챙기는 것
보다 몸에 나쁜 한 가지를 끊는 게 훨씬 더 유익하다는 것! 술, 담배,
커피는 애초에 즐기지 않았으니 끊기도 쉬웠습니다. 정말 힘든 건,
내가 좋아하는 것을 끊는 일이었습니다. 바로 단맛이지요.

(**김민식의** 건강 루틴)

오후 2시 이후에는 커피를 마시지 않습니다. 완전히 끊지는 못하
더라도 줄이자고 생각해야 줄일 수 있어요.

김민식의 내 몸을 바꾸는 평생 루틴

단맛 중독에서
벗어나는 법

2020년 봄, 코로나19가 터지면서 일상이 완전히 달라졌었습니다. 매일 나가던 주민센터 체육 시설이 문을 닫았고, 집에서 재택근무를 하다 보니 자연스럽게 군것질이 늘었었지요. 어느 날 체중계에 올라섰는데 73킬로그램이 찍히는 걸 보고 충격을 받았습니다. 제 인생에서 처음 보는 '7'자였거든요. 나이 앞에는 언젠가 7자, 8자도 붙기를 바라지만, 체중 앞의 7자는 결코 반갑지 않았습니다. 여름 내내 등산도 하고 자전거도 탔지만 고작 2킬로그램 줄더군요.

이번에도 답은 책 속에 있었습니다. 우리는 열대우림에서 살고 있는 선인장이나 다름없는데요, 선인장은 비가 거의 내리지 않는 사막에서 살아남도록 진화했지요. 아주 적은 강수량만 가지고도 버틸 수 있게끔. 인류 역시 수십만 년 동안 식량 부족 상태에서 살아왔습니다. 아주 적은 열량만 섭취해도 생존할 수 있게끔 진화했어요. 굶주린 상황에서 빠르게 열량을 채워줄 달고 기름진 음식을 선호하도록 발달한 거죠. 문제는 우리 몸은 여전히 식량 부족에 걸맞은 상태인데, 급속도로 문명이 발전하면서 언제 어디서나 값싸고 간편하게 달고 기름진 음식을 마음껏 먹을 수 있게 되었다는 점입니다. 사막에서 물 한 방울에도 버티도록 진화한 선인장이, 하루 종일 비가 쏟아지는 열대우림에 떨어진 셈이지요.

수백만 년에 걸쳐 진화한 우리 몸이 불과 한 세기 만에 완전히 달라진 식단에 적응하려니 문제가 생길 수밖에요. 전 세계적으로 당뇨병 환자가 폭발적으로 증가했습니다. 특히 현대인의 식단에서 풍부한 열량 공급원 중 하나인 과당은 과다 섭취 시 대사 기능에 문제를 일으킵니다. 대사란 우리가 섭취한 영양물질을 분해하고 합성해서 에너지를 만들고 찌꺼기를 배설하는 작용을 뜻해요. 우리 몸에서 과당을 대사할 때 요산이 만들어지는데요, 요산은 통풍을 유발하고 고혈압과도 깊이 관련됩니다. 다른 포유류나 일부 영장류는 효소가 있어 요산을 분해하고 배출할 수 있는 반면 인간에게는 그 효소가 없습니다. 왜일까요?

우리 조상 영장류가 아프리카 북부에서 유럽으로 이주했을 때의 일입니다. 당시 유럽은 아열대숲이 무성했으나 기후가 차츰 추워지며 열대림이 사라지고 낙엽수림과 초원이 자리 잡았습니다. 추

    김민식의 내 몸을 바꾸는 평생 루틴

운 겨울을 버텨내려면 섭취한 열량을 지방으로 저장해야 했지요. 하지만 원래 아프리카에서 진화한 영장류에게는 그런 능력이 없었어요. 사시사철 뜨거운 태양 아래 주렁주렁 과일을 단 나무들이 푸르렀으니 먹을 것을 구할 걱정이 없었죠.

환경이 바뀌자 우리 몸에는 유전자 돌연변이가 일어나 과당을 지방으로 전환할 수 있는 능력이 생겼습니다. 과당 대사 과정에서 생성된 요산이 지방 저장을 돕는 역할을 한 것이지요. 덕분에 조상들은 혹독한 기후에서도 살아남을 수 있었고, 여름철 과일을 잔뜩 먹어 지방을 비축한 후 겨울을 버틸 수 있었습니다. 같은 조상에서 갈라져 나온 다른 유인원들은 여전히 따뜻한 열대우림에 머물렀지만, 인류는 추위를 견디는 새로운 능력 덕분에 전 세계로 퍼져나갈 수 있었어요.

그 생존 능력이 지금 만병의 근원이 되고 있지요. 현대인의 식단에서 액상과당이 차지하는 비율이 아주 높아요. 음료 형태라 포만감을 주지 않으니 자신도 모르게 열량을 과잉 섭취하게 되죠. 간으로 유입된 과당은 곧 지방으로 전환되어 지방간을 만듭니다. 그것을 모른 채, 커피를 끊고 카페에 가면 과일주스를 주문했지요. 달달한 음료를 마시는 습관이 지방간의 원흉이라는 건 나중에 알았습니다. 알코올성 지방간 치료법이 술을 끊는 것이라면, 비알코올성 지방간 치료에서 핵심은 액상과당을 줄이는 것입니다.

경희대 한의학 박사 정세연 선생님이 쓰신 《염증 해방》을 보면 이런 이야기가 나옵니다. 어느 날 환자가 찾아와 "평생 없던 피부 염증이 생겨 고생했다"고 해요. 저자가 대뜸 묻습니다.

"최근에 단것 많이 드셨죠?"

환자는 놀라며 대답했답니다.

"어떻게 아셨어요? 생일 선물로 케이크를 많이 받아 며칠 동안 계속 먹었거든요."

만성 염증의 주범은 바로 설탕입니다. 건강한 남성에게 매일 설탕이 들어간 음료를 마시게 했더니 염증 지표가 상승하고, 체중과 공복 혈당, LDL 콜레스테롤까지 증가했다는 연구도 있어요. 집에서 요리할 때 설탕 사용을 줄일 수는 있지만, 밖에서 사 먹는 가공식품 속 과당은 피하기 어렵습니다. 특히 대부분의 음료에 들어가는 액상과당은 간에 큰 부담을 주고, 결국 지방간과 염증으로 이어집니다. 게다가 첨가당의 가장 큰 문제는 '의존성'입니다. 먹을수록 더 찾게 된다는 것이지요. 스스로 당 중독인지 확인할 수 있는 7가지 체크리스트가 있습니다.

7가지 항목 중 3개 이상에 해당하면 당 중독을 의심해야 한다는데, 저는 5가지나 해당됩니다. 술, 담배, 커피를 하지 않다 보니 회식 자리에서는 콜라와 사이다를 섞어 소맥처럼 마시곤 했는데요, 요즘은 그냥 소주잔에 맹물을 따라 건배합니다. 카페에서는 액상과당이 들어간 음료 대신 페퍼민트, 카모마일, 루이보스 같은 허브티를 무가당으로 마십니다.

☐	배가 불러도 디저트는 꼭 먹는다
	┗ 이거 저예요.
☐	스트레스를 받으면 초콜릿이나 케이크 같은 단 음식으로 푼다
	┗ 이것도 맞고요.
☐	책상이나 식탁 위에 늘 과자나 초콜릿이 있다
	┗ 술·담배를 안 하니 입이 심심하면 과자를 찾습니다.
☐	원두커피보다는 설탕이 들어간 믹스커피를 좋아한다
	┗ 쓴 커피는 싫은데, 달콤한 카페모카는 좋아하고요, 비싼 스타벅스는 부담스럽지만 식당에서 서비스로 주는 믹스커피는 절로 손이 갑니다.
☐	물보다 음료수를 즐겨 찾는다
	┗ 이것도 저네요.
☐	단것을 못 먹으면 불안·초조하다
	┗ 아직 그 정도는 아니지만, 이 리스트를 보니 불안해지긴 합니다.
☐	디저트를 먹으면서 죄책감을 느낀다
	┗ 다행히 적정 체중을 유지하니 죄책감까진 없습니다.

이제 저는 술, 담배, 커피 대신 '물'을 마십니다. 물은 우리 몸에 쌓인 독소를 씻어내는 최고의 해독제입니다. 정세연 박사님이 소개한 누구나 쉽게 만들 수 있는 '음양탕'을 즐겨 마십니다. 뜨거운 물과 찬물을 섞어 미지근하게 만든 물인데요, 정수기를 쓰지 않는 저

는 여름에는 냉장고에서 꺼낸 시원한 물을 마시고, 겨울에는 물을 끓여 바로 마셨는데요, 찬물은 위장으로 가는 혈류를 떨어뜨려 흡수를 방해하고, 뜨거운 물은 점막에 손상을 줄 수 있습니다. 반면 상온의 미지근한 물은 흡수율이 높고 부담이 적습니다. 정수기가 있다면 정수를 마시면 됩니다. 저는 아침에 일어나면 물을 끓이고 냉장고에서 꺼낸 보리차를 섞어 음양탕을 조제합니다. 아침 기상 직후 공복 상태는 탈수가 가장 심한 때라서 이때 음양탕 한 잔을 마시면 위장관이 깨어나고 소화 작용이 촉진되며 탈수 상태도 해소되지요. 이제부터 아침마다 보약 한 잔, 같이 마셔요.

(김민식의 건강 루틴)

아침에 일어나 끓인 물에 냉장 보리차를 섞어 미지근한 음양탕 한 잔을 마십니다.

   김민식의 내 몸을 바꾸는 평생 루틴

내 몸을 리셋하는
공복의 시간

40대에 건강검진을 하면 항상 지방간이 따라 다녔어요. 무섭더라고요. 술도 안 마시는 내 몸에 왜 지방간이 생겼을까?

제 몸도 풍요로운 식습관에 익숙해질 만큼 충분한 시간을 겪지 못했으니 허기라는 신호가 울리면 무심코 음식을 먹어왔어요. 문제를 알면서도 고치지 못하는 이유가 궁금했습니다. 그때 읽은 책이 애나 렘키Anna Lembke 교수가 쓴 《도파민네이션Dopamine Nation》입니다. 인간은 생존과 번식에 유리한 행위를 하면 기쁨이라는 보상을 얻고, 불리한 행위를 하면 고통이라는 벌을 받습니다. 이때 가장 중요한 역할을 하는 신경전달물질이 바로 도파민입니다. 도파민은 특정 행동이나 약물의 중독 가능성을 측정하는 지표이기도 합니다. 어떤 약물이 뇌 보상 경로에서 도파민을 더 많이, 더 빠르게 분비하게 만들수록 그 중독성은 더 강하다고 평가됩니다. 즉, 약물이 도파민을 '함유'하는 것이 아니라 도파민 분비를 강하게 유도한다는 뜻이지요.

제 생활을 돌아보니 여기저기 도파민이 넘쳐납니다. 사고 싶은 게 있으면 다음 날 현관 앞에 도착하고, 알고 싶은 게 있으면 AI가 바로 답을 줘요. 오랫동안 고민하고 좌절하며 답을 찾는 습관은 점점 사라져갑니다. 음식, 뉴스, 도박, 쇼핑, 게임, 채팅, SNS 등 쾌락을 주는 자극들은 양과 종류, 강도 면에서 과거와는 비교도 되지 않을 만큼 폭발적으로 늘어났어요. '아, 나 역시 '도파민네이션' 속에 살고 있었구나'를 깨달았죠.

신경과학자들의 연구에 따르면, 쾌락과 고통은 뇌의 같은 영역에서 처리되며 마치 저울의 양쪽 추처럼 작동합니다. 쾌락을 경험하면 도파민이 분비되어 저울은 쾌락 쪽으로 기웁니다. 하지만 쾌락 쪽으로 기울었던 저울은 반드시 반대편으로 기울며, 결국 고통을 경험하게 만듭니다. 어떤 쾌락 자극에 반복적으로 노출되면 쾌락은 점점 약해지고 짧아지는 반면 고통은 더 강해지고 길어집니다. 이를 '신경 적응'이라 부르며, 같은 자극에도 쾌락은 줄고 더 큰 자극이 필요해지는 현상을 '내성'이라고 합니다. 중독이 심해지는 이유는 더 큰 쾌락을 추구해서가 아니라 금단으로 인한 고통을 피하고 싶어서죠.

다행인 건 충분히 긴 시간을 버티면 뇌는 중독 대상이 없는 상태에 다시 적응하고 항상성 기준치를 정상으로 되돌립니다. 우리 몸의 저울은 강한 회복력을 갖고 있어요. 렘키 교수는 중독을 끊는 자기 구속 방법 세 가지를 제안합니다.

첫째, 물리적 구속

유혹의 순간을 원천 차단하는 겁니다. 냉장고에 케이크가 들어 있으면 '상해서 버리는 게 아까우니 딱 한 입만'이라는 변명이 생깁니다. 반면 간식을 사지 않으면 먹을 일이 없지요. 출근길에 편의점 들르는 습관을 줄이거나 야식 배달 앱을 휴대폰 바탕화면에서 삭제하는 것도 같은 맥락입니다. 적게 먹으려면 일단 음식을 '손에 닿지 않는 거리'에 두는 게 중요합니다.

둘째, 시간적 구속

하루 세끼를 한꺼번에 바꾸기 어렵다면 시간으로 구속하세요. 예컨대 '밤 9시 이후엔 아무것도 먹지 않겠다', '주말엔 디저트 대신 과일만 먹겠다'처럼요. 일정한 시간대에는 아예 음식을 입에 대지 않겠다는 규칙을 세우면 욕구의 파도도 잦아듭니다.

셋째, 범주적 구속

과자를 즐겨 먹는 습관을 가진 사람이 과자를 끊으려면 단순히 과자를 멀리하는 것만으로는 부족합니다. 과자를 부르는 환경까지 바꿔야 합니다. 예컨대 'TV를 보며 간식 먹기'가 습관이라면, TV 시청 대신 책을 읽거나 산책을 하는 식으로 습관을 전환해야 합니다. 스트레스를 받을 때 단 음식을 찾는다면, 그 스트레스의 근원(과로, 불면, 인간관계)을 먼저 조정해보세요. 특정 음식뿐 아니라 그것을 불러오는 모든 연결고리를 끊을 때 비로소 음식 중독에서 벗어날 수 있습니다.

이 세 가지 구속을 모두 활용한 것이 간헐적 단식입니다. 제가 '간헐적 단식'에 대해 관심을 갖게 된 것은 《노화의 종말Lifespan》을 읽고서부터였어요. 사실 이 책은 저에게 큰 전환점이 되어주었어요. 덕분에 5년간 지지고 볶았던 지방간과 마침내 결별할 수 있었거든요.

저자인 데이비드 A. 싱클레어David Andrew Sinclair는 하버드 의대 유전학 교수로, 노화와 장수 연구 분야에서 세계적인 권위자입니다. 우리는 흔히 나이가 들면 노화가 당연히 찾아온다고 생각하지만, 그는 과감하게 말합니다.

"노화는 정상이 아니라 치료 가능한 질병이다."

노화를 늦출 수도, 멈출 수도, 심지어 되돌릴 수도 있다고 주장하니까 귀가 솔깃하지 않을 수 있나요. 싱클레어 교수는 '어떻게 먹어야 오래 건강하게 살 수 있는가'에 대해 세 가지 조언을 합니다.

   김민식의 내 몸을 바꾸는 평생 루틴

첫째, 적게 먹어라

그는 "25년간 노화를 연구하고 수백 편의 논문을 읽은 결과, 건강하게 오래 사는 가장 확실한 방법은 단 한 가지, 바로 적게 먹는 것이다"라고 단언합니다. 이것은 간단하지만 강력한 메시지입니다. 과식은 몸을 혹사시키고 노화를 촉진하지만, 소식은 몸의 회복력과 수명을 늘려줍니다. 무엇보다 적게 먹는 건 돈도 덜 들지요. 오래 살고 돈도 아낄 수 있으니, 저에게는 일석이조의 장수 비결인 셈입니다.

둘째, 육식을 줄여라

싱클레어 교수는 "건강하게 오래 살고 싶다면 사자의 저녁보다 토끼의 점심에 가까운 식단을 짜야 한다"고 말합니다. 고기를 완전히 끊지 않더라도 동물성 단백질을 줄이고 식물성 단백질을 늘리는 것만으로도 여러 질병으로 인한 사망률이 뚜렷하게 줄어든다는 연구 결과가 많습니다. 저도 식단에 변화를 주었어요. 채소와 곡류 위주로 식단을 짜고 고기를 줄이고 식물성 단백질인 두부, 두유, 아몬드 음료를 더 의식적으로 선택하게 되었습니다.

셋째, 간헐적 단식 혹은 주기적 단식을 하라

주말연속극 〈글로리아〉를 연출할 때, 배우 오현경 씨와 함께 일한 적이 있습니다. 어느 날 저녁 식사를 함께하자고 해서 식당에 갔는데, 정작 본인은 아무것도 주문하지 않고 저만 먹게 하더군요. 이유를 물으니, 저녁 6시 이후로는 아무것도 먹지 않는다고 했습니다. 점심을 먹고 다음 날 아침까지 공복을 유지하는 생활을 오래 해왔다고요. 그때는 별다른 의미를 두지 않았는데, 뒤늦게 그것이 바로 간헐적 단식이라는 것을 알게 되었어요. 싱클레어 교수는 특히 16:8 단식을 자세히 소개해요. 8시간 동안 두 끼를 먹고 나머지 16시간은 공복을 유지하는 방식입니다. 여배우들이 세월을 무시하고 늘 건강하고 아름다운 맵시를 유지하는 비결은 철저하게 식습관을 지켜온 덕분이었습니다.

저도 본격적으로 간헐적 단식을 해보기로 마음먹었어요. 익숙해진 도파민네이션에서 벗어나기 위해 집중적으로 세 가지 구속을 적용해보기로 했습니다. 직장 회식이나 가족 식사 자리에서 혼자 밥을 먹지 않는 건 어렵거든요. 휴가 기간에 혼자 자전거 여행을 하면서 물리적 구속으로 음식과 거리두기를 했고요, 단식 기간 중 하루 16시간만 공복을 유지하며 시간적인 구속도 가했어요. 시도 때도 없이 먹는 것보다 단식 뒤에 먹는 당근 한 조각, 고구마 한 입은 꿀맛입니다. 당도가 높지 않은 채소로도 충분히 단맛을 충족할 수 있으니 강력한 범주적 구속이지요.

추석 연휴 기간에 휴가를 붙여 4대강 자전거길을 따라 서울에서 부산까지, 그리고 다시 동해안을 따라 부산에서 고성까지 달렸습니

　　　　　　　　　　　　김민식의 내 몸을 바꾸는 평생 루틴

다. 밤마다 낯선 도시에서 자니 저녁 약속을 잡을 일도 없었고, 혼자 하는 여행이라 단식을 실천하기가 수월했습니다.

아침 6시에 간단히 식사를 하고 자전거로 80km 정도 달린 뒤, 낮 12시쯤 점심을 먹었습니다. 오후 2시 이후에는 물만 마시며 16시간 공복을 유지했습니다. 저녁 무렵 배가 고파질 때는 숙소에서 책을 읽으며 허기를 잊었습니다. 미리 골라둔 간헐적 단식에 관한 책들을 연달아 읽으며 마음을 다잡은 것도 큰 도움이 되었습니다. 헬스트레이너 아놀드 홍, 비만 전문의 박용우 교수, 그리고 미국의 한 부부가 쓴 책 등. 이 대단한 저자들이 저에게 끊임없이 잘하고 있다며 응원을 해주니 더욱 힘이 났지요.

열흘 뒤, 여행의 마지막 날 강원도 고성에서 사우나에 들렀습니다. 버스 짐칸에 자전거를 싣고 서울로 복귀하는데요, 열흘간 자전거 여행으로 땀에 절어 버스에 타면 다른 승객들에게 민폐잖아요. 목욕을 마치고 체중계에 올라섰을 때, 눈을 의심했습니다. 무려 63킬로그램, 단 열흘 만에 8킬로가 빠진 겁니다. 30대 이후 처음 보는 체중계 숫자였습니다. 더욱 당혹스러운 건 팬티가 흘러내린다는 거였어요. 자전거용 쫄쫄이 바지를 입고 있을 땐 몰랐는데, 등산 바지로 갈아입으니 바지춤이 흘러내리더라고요. 그동안 속옷과 바지를 붙잡아주던 뱃살이 사라졌습니다. 결국 서울에 올라와 전에 입던 속옷을 다 버리고 전부 새로 살 수밖에 없었지요. 하지만 그 순간만큼은 세상을 다 가진 듯 기뻤습니다. 그리고 마침내 지긋지긋한 지방간을 떠나보냈어요. 그 여행 이후 지금까지 매년 꼬박꼬박 검진을 받고 있지만 지방간은 이제 없습니다. 대사증후군의 지표도 사라졌고요.

우리의 조상들은 수만 년 동안 잘 먹기 위해 미친 듯이 달렸습니다. 하지만 지금은 먹은 것을 다 소모하기 위해 뛰는 사람이 많습니다. 잘 먹는 것만큼 '안 먹는 것'이 중요해졌지요. 의식적으로 먹는 것을 절제하고 때때로 굶습니다. 이제 저는 야식을 먹지 않고, 간식도 거의 손대지 않습니다. 요즘은 하루에 두 끼를 먹는 16:8 간헐적 단식을 하지는 않습니다. 아침에는 탁구를 치고, 저녁에는 줌바 댄스를 하고, 격한 운동을 하면서 두 끼만 먹었더니 근육량이 오히려 줄더라고요. 그래서 하루 세끼를 다 먹으며 운동합니다. 다만 저녁 6시 이후로는 아무것도 먹지 않고 아침 6시 이후에 첫 식사를 하며 12시간 간헐적 단식을 합니다. 그러니까 오전 6시에 아침, 낮 12시에 점심, 오후 5시에 저녁을 먹는 겁니다.

―――――――――――――――― (**김민식의** 건강 루틴) ――――――――

매주 규칙적으로 체중을 확인합니다. 체중계의 숫자가 올라가면, 저녁 약속이 없는 날을 잡아 16:8 간헐적 단식을 합니다. 체중이 정상 범위로 돌아오면 그대로 매일 12시간 간헐적 단식을 유지합니다. 야식만 안 먹어도 됩니다.

김민식의 내 몸을 바꾸는 평생 루틴

허리가 아프면
밥상을 바꿔라

몇 해 전 교통사고로 허리를 다친 적이 있습니다. 금세 회복되는 줄 알았는데 후유증이 생겼네요. 피디였을 때나 지금처럼 작가가 되어도 하루 종일 자리에 앉아 책을 읽고 글을 쓰는 일이 많은데, 그런 생활 패턴이 쌓이다 보니 허리는 잊을 만하면 부르르 몸서리치며 '그만 앉아 있으라'는 신호를 보냅니다.

허리 건강에는 여러 요인이 영향을 미치지만, 의외로 식습관이 큰 역할을 합니다. 추간판(허리 디스크)은 뼈와 뼈 사이에서 완충 작용을 하는 연골조직인데, 한 번 손상되면 회복이 쉽지 않습니다. 디스크가 돌출되거나 파열된 후 다시 흡수되려면 '결합조직'이 역할을 제대로 해야 하는데요, 몸이 산성화되면 세포막의 투과성이 떨어져 필요한 영양분이 제대로 공급되지 못합니다. 쉽게 말해 몸의 밸런스가 깨지면 결합조직을 이루는 세포들이 제 역할을 다하지 못하는 것이지요.

따라서 허리 통증으로 고생한다면 산성 부하를 높이는 식품을 줄이고, 염증을 완화시키는 식단으로 바꾸는 것이 좋습니다. 육류 위주의 식사, 카페인, 튀김이나 매운 음식, 알코올, 가공식품, 탄산 음료 등은 우리 몸의 산성화 경향을 높이는 대표적인 요인입니다. 이런 음식들은 먹을 때는 자극적이고 입이 즐겁지만, 장기적으로는 몸속 염증 반응을 촉진하고 근육과 신경의 피로를 누적시킵니다. 반대로 신선한 채소와 과일, 견과류, 통곡물, 생선, 올리브오일처럼 항염 작용이 있는 음식은 디스크 회복과 통증 완화에 도움을 줍니다.

허리와 내장 건강을 위해 피하면 좋은 음식과 습관을 정리하면 다음과 같습니다.

과다한 카페인

커피나 에너지 음료, 진한 홍차를 과하게 마시면 일시적으로 각성 효과는 얻지만, 그만큼 스트레스 호르몬인 코르티솔이 상승합니다. 이 호르몬은 근육의 긴장을 높여 척추 주변 근육을 뻣뻣하게 만들지요. 결국 허리 주변의 유연성이 떨어지고 통증이 악화됩니다. 하루 두 잔 이하로 줄이거나, 오후 2시 이후에는 디카페인으로 바꾸

  김민식의 내 몸을 바꾸는 평생 루틴

는 것이 좋습니다.

과한 소금 섭취

짠 음식을 즐겨 먹으면 체내 칼슘이 소변으로 빠져나가고, 나트륨 농도를 맞추기 위해 삼투 작용이 일어납니다. 이로 인해 디스크와 주변 조직이 부풀어 오르거나 부종이 생겨 통증이 심해질 수 있습니다. 젓갈, 라면 수프, 인스턴트 음식은 피하고, 짭짤한 국물은 가급적 남기는 습관이 필요합니다.

담배와 술

니코틴은 혈관을 수축시켜 혈류를 막고, 그 결과 디스크에 전달되어야 할 산소와 영양 공급이 줄어듭니다. 한마디로 '허리가 굶게 되는 셈'이지요. 흡연은 허리 디스크 발병 위험을 두세 배 높인다는 연구 결과도 있습니다. 술 또한 일시적으로 통증을 잊게 하지만, 다음 날 체내 염증 반응과 탈수를 심화시켜 통증을 악화시킵니다.

너무 찬 음식

냉면, 얼음물, 아이스커피처럼 너무 찬 음식은 체온을 급격히 낮춥니다. 체온이 떨어지면 장의 연동 운동이 둔해지고, 소화 효소의 분비도 줄어듭니다. 음식물이 장에 오래 머물면 가스가 차고 염증이 생겨 내장이 뻣뻣해집니다. 장은 척추와 근막으로 연결되어 있기 때문에, 내장이 긴장하면 척추의 움직임도 제한됩니다. 결국 허리 통증으로 이어질 수 있어요.

허리 통증은 단순히 근육의 문제가 아니라, 몸 전체의 생활 습관이 만들어낸 결과입니다. 식습관을 바꾸는 일은 느리지만 확실한 치료입니다. 좋은 음식을 꾸준히 먹고 자주 움직이기와 충분히 쉬어주는 것, 그게 바로 허리가 원하는 진짜 처방전입니다.

중국의 전설적인 명의, 편작扁鵲이라는 인물이 있습니다. 편작의 두 형도 의사라 삼 형제가 다 의사인데, 유명하기는 편작이 가장 유명했어요. 어느 날 황제가 편작을 불러 묻습니다. 삼 형제 중 의술이 가장 뛰어난 사람이 누구냐고. 맏형이 으뜸이고, 그다음이 작은 형이고 자신이 가장 못 한다고 고합니다. 다시 황제가 물어요. 그런데 어째서 편작이 제일 유명하냐고. 편작은 이렇게 답합니다.

"맏형님은 환자가 아프기도 전에 표정과 음색을 보고 병을 미리 치료하기 때문에 환자는 의사가 자신을 치료했다는 사실조차 모릅니다. 둘째 형님은 작은 병을 가진 환자가 오면 더 큰 병이 되기 전에 초기에 치료하므로 그냥 두면 큰 병이 되었을지도 모른다는 사실을 사람들이 모릅니다. 저는 병이 커질 때까지는 알지 못해 중병으로 죽어가는 환자들만 치료합니다. 그러다 보니 죽어가는 사람을 살리는 명의라고 소문이 나는 겁니다."

큰 병이 들어 수술로 고칠 수도 있고요, 큰 병이 되기 전에 작은 병을 약으로 고칠 수도 있습니다. 하지만 최고의 명의는 아예 병이 걸리지 않도록 도와주는 사람 아닐까요? 허리 통증이 찾아온 다음에 수술이나 약으로 고치려 하지 마시고 좋은 생활 습관을 길러 평생 아프지 않고 사는 게 최고입니다.

(**김민식의** 건강 루틴)

신선한 채소와 과일, 견과류, 통곡물, 생선, 올리브오일 위주로 일주일 식단을 짭니다. 소금은 줄이고 통증을 강화할 수 있는 음식을 피해요.

생활 습관이 만드는
최악의 고통

예능 조연출로 일할 때, 아이디어 회의를 엄청 오래 하는 선배가 있었어요. 방송 아이템을 고를 때 자신이 하고 싶어 하는 걸 얘기합니다. 들어보면 재미가 없어요. 작가들이 조심스레 반대 의견을 내놓습니다. "그럼 다른 사람들 아이디어 내보세요" 하고는 작가나 조연출이 아이디어를 내면 다 깝니다. 이건 이래서 안 되고, 저건 저래서 안 되고. 자신이 예전에 해보고 안 된 이유를 댑니다. 방송사에서 가장 오래 일한 피디가 하는 말이니 다들 반박하지 못합니다. 작가는 프리랜서라서 피디에게 미운털 박힐 소리는 아예 하지 않아요. 경력이 짧은 신입 조연출도 마찬가지고요. 저녁 먹고 들어와 계속 회의를 이어가고요. 전철 막차 시간이 가까워지도록 회의는 끝날

    김민식의 내 몸을 바꾸는 평생 루틴

줄을 몰라요. 피디 본인은 자가용으로 퇴근하지만, 작가들은 지하철 막차 시간이 다가오니 애가 타지요. 그럼 선배가 다시 자신의 아이디어를 들이밉니다. 이제는 아무도 반대하지 않아요.

"생각해보니 참 재미있겠네요. 그걸로 가시지요."

저는 그 회의가 너무 힘들었어요. 자리를 박차고 나가고 싶었지만 조연출이 함부로 자리를 비울 수는 없었어요. 유일하게 용납되는 건 화장실 행이었지요. 회의실에 앉아서 독불장군의 회의 진행을 참는 것보다 화장실 변기에 앉아 스포츠 신문을 보는 게 더 좋았어요. 스포츠 신문의 연예란을 읽다 보면 가끔 눈에 띄는 신인이나 재미난 방송 아이템을 찾을 수도 있었거든요. 하필 그때 변비가 심해 시간이 오래 걸리기도 했고요. 그렇게 화장실에서 앉아 보내는 시간이 길어지자 치질이 생겼어요.

어린 시절 포경 수술을 했을 땐 너무 아파 트라우마가 생길 정도였습니다. 그런데 치질 수술은 더 아파요. 진짜 죽는 줄 알았어요. 마취하고 수술할 땐 괜찮았는데, 수술 후가 정말 힘들었어요. 도넛 방석을 깔고 앉아 장시간 회의를 하는 건 이중고였어요. 오랜 시간 앉아 일하는 사람에게 치질은 산재 신청이 가능한 직업병이 되어야 한다고 생각합니다. 치료가 끝날 무렵, 의사 선생님이 그랬어요.

"치질은 생활 습관병이라 재발할 수 있습니다."

예? 이 고생이 끝이 아니라굽쇼?

치질은 항문 주위 정맥의 압력이 지속적으로 높아져서 생기는 혈관 질환입니다. 그 압력을 높이는 가장 큰 요인이 바로 생활 습관입니다. 치질을 유발하는 나쁜 습관을 꼽아보니 여섯 가지나 됩니다.

첫째, 오래 앉아 있기

사무직, 운전, 공부 등의 경우, 항문 주변 정맥이 눌려 혈액이 잘 빠져나가지 못합니다. 배변할 때 오래 앉아 있는 것도 나빠요.

둘째, 배변 참기

변을 참으면 항문 주변 혈관에 압박이 커집니다.

셋째, 변비나 설사의 반복

장 점막과 항문 혈관에 반복적인 자극과 염증을 유발하죠.

넷째, 운동 부족

혈액순환 저하로 정맥 울혈이 생기면 치핵이 부풀어 오르는 것으로 이어져요.

다섯째, 자극적인 음식(술, 매운 음식) 과다 섭취

역시 항문 혈관 확장과 염증을 촉진하고요.

여섯째, 수면 부족과 스트레스

　　　　　　　　　　　김민식의 내 몸을 바꾸는 평생 루틴

혈관 수축과 이완 불균형으로 혈류 장애 악화가 찾아옵니다.

이런 습관들이 누적되면, 항문 주변의 정맥 쿠션 조직이 늘어나고, 혈액이 고여 정맥류처럼 부풀어 오르는 것이 바로 '치핵'인데요, 예능 조연출로 일하던 시절, 저는 치질을 부르는 온갖 생활 습관을 종합 선물 세트처럼 장착하고 살았어요.

피디가 되고 나서부터는 회의 시간을 줄이는 데 온 힘을 쏟았어요. 회의실보다 화장실이 더 좋은 사람이 생기는 건 절대로 안 된다! 막내 작가든 조연출이든 누구든 좋은 아이디어를 내면 바로 받아들였어요. 그러면 서로 아이디어를 내려고 덤비고요, 회의 진행이 빨라 일이 일찍 끝나요. 회의가 빨리 끝나면 얼른 집에 가서 대본 작업에 집중할 수 있고요. 잠을 푹 자고 양질의 대본을 쓰면, 그걸로 재미난 시트콤을 만들 수 있어요. 저는 회의에서 아낀 에너지로 현장 촬영에 더 공을 들였어요.

치질 수술 후, 빠른 회복과 재발 방지를 위해서는 배변 직후 항문 주위를 물로 깨끗이 씻는 것이 중요해요. 단순히 '청결' 때문이 아니라, 상처 치유, 통증 완화, 감염 예방과 밀접하게 관련이 있거든요. 수술 직후 항문 점막과 피부는 매우 민감하고 연약한 상태라 휴지를 쓰면 물리적 마찰로 상처 자극과 통증이 생기고, 심하면 재출혈이나 봉합 부위 손상 위험이 있습니다. 또한 항문은 장내 세균이 많은 부위입니다. 배변 후 수술 부위(절제 부위나 봉합선)에 세균과 잔변이 남아 2차 감염, 염증, 농양(고름집)의 위험이 커집니다. 반면 미지근한 물로 씻으면 세균과 잔변을 부드럽게 제거하여 감염 가능성을 줄입니다.

온수 세척은 통증·부종 완화 효과도 있어요. 특히 배변 후 5분 정도 온수에 엉덩이를 담그고 좌욕을 하면 상처 부위의 부기와 불쾌감을 현저히 줄일 수 있어요. 수술 후 관리 지침에는 '매일 2~3회 온수 좌욕'이 필수 항목으로 나왔어요. 물로 세척한 후에는 부드러운 수건으로 톡톡 두드려 말리는 게 좋습니다.

치질의 후유증에서 벗어난 건 의외로 인도 여행 덕분이었어요. 2011년에 한 달간 인도와 네팔에 배낭여행을 간 적이 있는데요, 인도에서는 배변 후 물로 세척하는 게 오랜 전통입니다. 화장실에 갔다가 휴지가 없어 당황하는 여행자도 많지요. 다들 왼손으로 엉덩이를 씻는 걸 더럽다고 여기는데요, 천만의 말씀, 진짜 청결한 방식입니다.

인도에서 오른손은 '깨끗한 손', 왼손은 '부정한 손^{unclean}'으로 구분됩니다. 배변 후 작은 물통 로타^{lota} 또는 컵형 물주전자에서 왼손으로 물을 떠서 항문 부위를 부드럽게 세척하고, 남은 물로 손을 다시 헹구고, 비누로 손을 깨끗이 씻습니다. 오른손은 음식을 먹거나 악수를 할 때 씁니다. 인도의 화장실 풍습에 불편을 호소하는 사람도 있지만, 저는 건강에 좋은 것이라면 따르는 게 낫다고 생각해요. 저는 어느 나라로 여행을 가든 그 나라 풍습대로 따라 합니다.

심지어 저는 인도 여행 중에는 채식만 했어요. 어느 시골 마을의

게스트하우스에서 유럽에서 온 배낭족과 함께 저녁을 먹으러 갔어요. 그 친구는 채식 메뉴를 시켰는데, 저는 그냥 소고기 요리를 시키려고 했죠. 외국인 손님을 위한 가게라 고기 요리도 있었거든요. 그 친구가 저를 보고 그랬어요.

"소고기를 먹겠다고? 인도에서?"

"왜? 나는 힌두교도가 아니니 먹어도 되지 않을까?"

"친구, 잘 생각해봐. 이 동네는 전기 사정이 좋지 않아서 하루에도 몇 시간씩 정전이 되는 곳이야. 그때 냉장고 안에 있는 고기가 상할 수도 있겠지? 문제는 현지인 요리사가 그걸 시식해볼 수가 없으니 상했는지 아닌지 알 방법이 없어. 요리사가 먹지 않는 음식은 나도 먹지 않아."

저는 그 친구의 현명한 말에 무릎을 치고 얼른 주문을 바꿨어요. 그리고 여행 기간 한 달 동안 채식만 했어요. 한국에 돌아온 후에는? 다시 소고기를 맛있게 먹었죠. 이 맛있는 걸 어떻게 포기해요. 하지만 인도에서 돌아온 후에도 배변 후 왼손으로 씻는 습관은 그대로 이어가고 있어요. 몸에 좋은 습관이라면 굳이 버릴 이유가 없죠.

(김민식의 건강 루틴)

화장실 변기에서 3분 이상 앉아 있지 않고요. 배변을 본 후에는 비데나 샤워 호스를 이용해 물로 깨끗이 씻습니다.

반려균을
돌보는 방법

먹는 이야기에서 왜 갑자기 싸는 이야기를 하냐고요? 둘은 떼려야 뗄 수 없는 겁니다. 인풋(음식)에 따라 아웃풋(변의 상태)이 달라지거든요. 먹는 얘기보다 싸는 얘기가 듣기 불편하지만 기왕에 시작했으니 하나 더 할게요. 제가 아침 루틴에서 중요하게 여기는 것 중 하나는 바로 '밤새 대장이 만들어낸 작품 감상'입니다. 저만 잘 싸는 게 중요한 건 아니겠지요. 아침에 일어나면 곧장 화장실로 향합니다. 아침을 먹기 전이나 후나 볼일을 보는 시간은 일정하지 않지만 중요한 건 거사를 치른 뒤 반드시 변의 상태를 확인한다는 점입니다.

　　　　　　　　　김민식의 내 몸을 바꾸는 평생 루틴

브리스톨 대변 형태 척도

1	토끼 똥처럼 딱딱한 알갱이형
	↳ 변비 상태, 수분이 너무 적음.
2	덩어리형(소시지 모양이지만 울퉁불퉁하고 딱딱함)
	↳ 변비 경향, 장운동이 느림.
3	소시지형이지만 표면이 약간 갈라짐
	↳ 정상에 가까움, 약간 수분이 부족할 수 있음.
4	매끈하고 부드러운 소시지 또는 뱀 모양
	↳ 이상적인 대변, 수분과 섬유질 균형이 잘 맞음.
5	부드러운 덩어리 여러 개(쉽게 배출됨)
	↳ 약간 묽지만 정상 범위.
6	엉겨 붙은 무른 변(형태가 거의 없음)
	↳ 설사 직전, 장운동이 너무 빠름.
7	물 같은 설사형
	↳ 설사, 수분 흡수 장애나 감염 가능성.

의학적으로 대변의 모양과 질감을 7단계로 구분합니다. '브리스톨 대변 형태 척도'에서 3~4번이 가장 이상적인 대변인데요, 변 상

태가 이상적일 때는 하루 1~2회 자연스럽게 배출되고, 배변 시에도 굵은 소시지가 한 번에 쑤욱 하고 나오며 변기에 자국이 거의 남지 않습니다. 색은 황갈색 또는 갈색이며 냄새가 심하지 않고, 물에 뜨지도 완전히 가라앉지도 않는 중간 정도의 밀도를 갖고 있어요. 만약 묽거나 툭툭 끊긴 모양이라면 곧장 반성 모드로 들어갑니다.

'어제 내가 한 행동 중 무엇이 나의 사랑스러운 반려균들을 불편하게 만들었을까?'

우리 몸은 입에서부터 항문까지가 하나로 연결되어 있기에 다양한 음식을 통해 외부의 미생물이 체내로 들어왔다가 빠져나갈 수 있는 통로 역할을 합니다. 대다수의 미생물은 산소를 싫어하는 혐기성 세균이지요. 체내에 들어온 미생물에게 대장이나 소장은 최적의 서식지입니다. 산소가 없는 데다가 인간이 섭취한 음식물이 통과하는 곳이니까요. 우리의 내장을 서식지로 삼아 살아가는 미생물은 수천 종에 달하지만 대부분의 미생물은 우리 몸에 해를 끼치지 않습니다.

오히려 우리는 미생물의 덕을 톡톡히 보고 있지요. 우리 몸에서 만들 수 있는 소화 효소는 스무 가지쯤 되지만 체내 미생물들은 약 1만 가지의 소화 효소를 만들어냅니다. 체내 미생물 군집 조성의 평형 상태가 안정적으로 유지되면 세로토닌과 같은 호르몬 분비가 촉진되어 심리적으로도 긍정적인 영향을 미칩니다. 우리 몸속에 사는 미생물 덕분에 잘 먹고 잘 싸는 거지요.

 김민식의 내 몸을 바꾸는 평생 루틴

오래도록 건강을 유지하고 싶다면 반드시 우리 몸속에 공존하고 있는 장내 유익균을 반려동물처럼 보살펴야 합니다. 유익균은 체중, 피부 상태, 관절염이나 암, 심지어 알츠하이머병까지 수많은 영역에 깊이 관여합니다. 그래서 저는 이들을 '반려균'이라 부르며 그들의 심기를 불편하게 하지 않으려 노력합니다.

스티븐 건드리Steven R. Gundry 박사의 《오래도록 젊음을 유지하고 건강하게 죽는 법The Longevity Paradox》을 읽으며 장내 미생물군 유전체, 즉 마이크로바이옴의 중요성을 새삼 깨달았습니다. 젊고 건강하게 늙기 위해서는 장내 미생물을 잘 돌보고, 그들이 필요로 하는 것을 제공해야 합니다. 다시 말해, 내가 아니라 유익균을 위해 먹는 습관을 들여야 한다는 것이지요.

그렇다면 어떻게 먹어야 할까요? 시간의 간격을 두고 먹는 것이 핵심입니다. 유익균은 수십만 년 동안 인류와 함께 진화했습니다. 우리의 조상들과 함께 식량이 부족한 겨울을 견디고 밤에는 긴 공복을 버티며 살아왔지요. 주기적으로 몸을 리셋하는 데 적응한 겁니다. 유익균을 최적의 상태로 유지하려면 이 주기를 맞춰주는 게 좋습니다. 전날 저녁과 다음 날 아침 사이의 간격을 늘려주는 것만으로도 중요한 유전자가 활성화되고, 유익균이 건강하게 활동합니다.

장내 유익균의 가장 큰 적은 설탕입니다. 저자는 심지어 "맛있으면 뱉어라"라고 해요. 그만큼 단맛의 달콤한 유혹은 장 건강과 장수에 있어 절대적인 재앙이라는 뜻이지요. 한때 저는 피곤할 때마다 달콤한 아이스카페모카 한 잔으로 기분을 달래곤 했습니다. 커피 한 잔의 낙이 설탕이 만든 '혈당 롤러코스터'라는 걸 뒤늦게 알았지요. 혈당이 급격히 오르면 인슐린이 과도하게 분비되고, 그 반동으로 혈당이 급격히 떨어지며 무기력감이 찾아와요. 그 순간 장내 유익균도 함께 흔들립니다. 좋은 균이 줄어든 자리를 나쁜 균이 차지하지요.

실제로 하버드 의대 연구에 따르면, 설탕이 많은 식단은 장내에서 염증성 세균을 증가시켜 면역력을 높이는 유익균의 서식 환경을 파괴한다고 합니다. 콜라 한 캔만 마셔도 장내 미생물 구성비가 단 하루 만에 눈에 띄게 바뀐다는 보고도 있습니다. 저자는 말합니다. "뺄지는 못하더라도, 덜먹으려는 노력은 반드시 필요하다"고요.

나이가 들수록 기억력이 떨어지는 건 단순한 노화 현상이 아닙니다. '요즘 왜 이렇게 깜빡하지?' 하는 건 단순한 건망증이 아니라, 뇌와 장의 연결 회로에 생긴 미세한 염증의 신호일 수도 있습니다. 우리의 장은 '제2의 뇌'라 불립니다. 장에는 신경세포가 무려 1억 개 이상 분포되어 있고, 이 신경들은 미주신경을 통해 뇌와 실시간으로 소통합니다. 한번 생각해보세요. 시험 전날이나 중요한 발표를 앞두고 배가 아팠던 경험, 다들 있지 않나요? 그건 단순히 긴장한 탓이 아니라, 뇌의 불안 신호가 장으로 전달된 결과입니다. 반대로 장이 불편하면, 이유 없이 우울하거나 짜증이 나는 것도 이 신경 네

 김민식의 내 몸을 바꾸는 평생 루틴

트워크 덕분입니다. 저자는 여기서 더 나아가 이렇게 주장합니다.

"진짜 1번 뇌는 머리가 아니라 장이다. 머릿속 뇌는 오히려 제2의 뇌에 불과하다."

조금 과격하게 들리지만, 충분히 일리 있는 말입니다. 실제로 인체의 세로토닌의 90퍼센트 이상이 장에서 생성됩니다. 장내 환경이 좋지 않으면, 아무리 좋은 음식을 먹어도 흡수가 제대로 되지 않고, 기분이 가라앉으며 우울증 증세까지 악화될 수 있습니다.

일본의 한 연구팀은 치매 환자와 건강한 노인을 비교했을 때 치매 환자의 장내 유익균 다양성이 현저히 낮다는 결과를 발표했습니다. 즉, '기억력 감퇴'의 출발점은 뇌가 아니라 장속의 세균 생태계였던 셈이지요. 건강한 장이 곧 맑은 정신을 만듭니다.

어릴 적 "밥 먹고 한 시간은 수영하지 말라"는 말을 들어본 적 있나요? 소화하느라 혈액이 위에 몰리면 근육이 제 기능을 못 하기 때문입니다. 뇌도 마찬가지입니다. 잠을 자는 동안 뇌척수액이 돌며 노폐물을 씻어내는데, 잠들기 직전에 음식을 먹으면 혈액이 위로 쏠려 뇌가 제 기능을 못 합니다. 그래서 저자는 마지막 식사와 취침 사이의 간격을 최소 4시간으로 두라고 권합니다. "아침은 왕처럼, 점심은 여왕처럼, 저녁은 거지처럼 먹어라"는 옛말이 진리였던 셈이지요.

장내 유익균이 가장 좋아하는 음식은 푸른잎채소입니다. 매일 먹는 것만으로 뇌의 노화를 11년 늦출 수 있다는 연구 결과도 있습니다. 저는 이 책을 읽고 난 뒤 매일 아침 샐러드를 챙겨 먹습니다. 유익균들과 사이좋게 지내고 싶으니까요.

유익균은 명상이나 요가처럼 스트레스를 줄이는 활동도 좋아합니다. 연구에 따르면 스트레스는 유익균을 줄이고 유해균을 늘려 장내 염증을 유발합니다. 반대로 명상과 요가는 유익균을 늘리고, 인지 기능도 개선해 알츠하이머병 예방과 수명 연장으로 이어집니다. 결국 스트레스를 줄이는 것이 곧 유익균을 돌보는 일입니다.

우리 삶의 질을 높이려면 평생 내 몸속에서 함께 살아가는 반려균을 지켜주어야 합니다. 내 입맛에 맞는 것만 먹지 말고, 반려균이 좋아하는 음식을 먹고, 그들의 다양성을 지켜주는 습관을 들이는 것. 우리는 공존해야 합니다.

―――――――――――――― (**김민식의** 건강 루틴) ――――――――――――――

아침에 변을 보면 상태를 반드시 확인합니다. 이상적인 형태라면 전날 반려균들을 잘 돌본 나를 칭찬하고요, 그렇지 않다면 반려균을 위한 식단을 준비합니다.

 김민식의 내 몸을 바꾸는 평생 루틴

아침 밥상이
내게 준 것

매일 아침 쾌변의 기쁨을 누리기 위해 '어떻게 하면 더 건강하게, 더 시원하게 배변할 수 있을까?'라는 질문의 답을 찾기 위해 책을 읽고 그들의 조언을 따르며 저 나름의 임상실험을 해보았어요. 국내 대장암 최고 권위자로 꼽히는 김남규 교수가 쓴 《몸이 되살아나는 장 습관》을 읽고, 다음 세 가지를 실천해보았습니다.

첫째, 아침밥을 꼭 챙겨 먹자

언제부터인가 스마트폰을 손에서 놓지 않게 됐어요. 뉴스, 유튜브, 게임, 채팅까지… 침대에 누워 밤늦도록 스마트폰을 보다 보면 속이 출출하죠. 그러면 냉장고를 뒤져 야식을 먹습니다. 늦게 자니 늦잠 자고요. 아침 식사를 거른 채 허둥지둥 학교나 회사로 가요. 오전 내내 배가 고픕니다. 점심시간이 되면 달고 짜고 기름진 음식으로 폭식을 하죠. 늦잠과 야식은 아침밥을 거르게 만드는 최악의 조합입니다. 아침 대신 점심이나 저녁에 과식을 하고, 칼로리 폭탄에 길들여지면 혈당 관리 실패와 체중 증가, 비만으로 이어집니다.

저녁을 조금 일찍 먹고 일찍 잠자리에 들어 자연스럽게 공복감을 느끼며 아침 식사를 하면, 우리 몸의 세포가 깨어나고 느슨했던 장의 연동 운동도 활발해집니다. 변비로 고생하는 이들에게도 가장 좋은 처방은 규칙적이고 건강한 아침 식사입니다.

둘째, 배설 자세가 중요하다

인류는 수십만 년 동안 쪼그려 앉는 자세로 배변을 해왔습니다. 서양식 변기가 보급된 건 불과 몇십 년 사이의 일이지요. 의자에 앉는 편안한 변기가 우리 생활을 바꿨지만, 해부학적으로는 여전히 쪼그려 앉는 자세가 배변에 도움이 됩니다. 직장이 수직으로 펴져 변이 수월하게 나오기 때문입니다.

그렇다고 재래식 화장실을 만들거나 변기 위에 올라가 쪼그려 쌀 수는 없지요. 사실 그 자세도 오래 앉아 있으면 항문에 무리를 주어 질환을 유발해요. 그래서 저는 변기 앞에 목욕탕에서 쓰는 작은 플라스틱 의자를 두고 발을 올려 배변 자세를 취합니다. 이 자세로 앉으면 배변도 잘되고 무엇보다 시원함의 차이가 확연합니다. '자세

하나가 이렇게 다르구나!' 하고 매번 그 효과를 실감하지요.

셋째, 김치를 많이 먹자

김남규 교수는 항문외과 전문의로서 무려 1만 건이 넘는 대장암 수술을 집도했어요. 그 많은 사례를 접하며 대장암을 예방하는 좋은 음식을 찾아냈지요. 우리 대장에 사는 유익균 중 몇몇은 인간이 소화하지 못한 탄수화물을 발효해 '짧은사슬지방산'을 만들어냅니다. 이 물질은 대장 점막을 보호하고 염증을 억제하며 암세포의 성장을 막아 결국은 사멸로 이끌어요. 즉, 장 건강을 수호하는 일등 공신입니다.

우리 몸의 유익균들이 이 귀한 물질을 만드는 데 크게 일조하는 음식이 있어요. 바로 김치입니다. 김치의 풍부한 식이섬유가 유익균의 먹이가 되어 짧은사슬지방산의 생성을 촉진하는 겁니다. 저, 이 대목 읽으면서 부끄러웠어요. 저는 어려서부터 김치를 잘 안 먹었거든요. 식당에서 나오는 반찬 김치도 손도 안 대죠. 어머니가 보내주신 김치는 안 먹고 그냥 두다 나중에 신김치가 되면 그제야 김치전을 부쳐 먹어요. 평생 김치를 멀리했는데, 이제라도 김치를 챙겨 먹어야겠네요. 입맛보다 중요한 건 장속 반려균을 보살피는 거예요.

대장암은 한때 '서구의 암'이라 불렸지만, 우리나라 식습관이 서

구화되면서 발병률이 가파르게 상승했습니다. 전체 암 발생률을 보면 위암이 1위, 대장암이 2위인데, 특히 2004년까지만 해도 4위였던 대장암이 빠른 속도로 치고 올라왔습니다. 지금은 인구 10만 명당 58.7명이 발병해 세계 3위라는 불명예를 안고 있습니다. 사망 원인으로는 폐암, 간암에 이어 3위를 차지합니다.

문제는 조기 발견율이 낮다는 것입니다. 채변 검사가 귀찮고 꺼려져 수검률이 낮기 때문이지요. 번거롭더라도 꾸준히 검사하는 수밖에 없어요. 40대 이후로는 5년에 한 번씩 꼭 대장내시경을 받고, 매년 건강검진 때 채변 검사도 빼놓지 않습니다. 대장암은 조기 발견만 되면 수술로 완치가 가능한 암이기에, '내 몸은 내가 먼저 챙긴다'는 마음가짐이 필요합니다.

저는 변비가 두렵습니다. 변비 때문에 화장실에서 오래 앉아 있었고 그러다 죽도록 아픈 치질로 꽤 오래 고생했어요. 만약 변을 제대로 보지 못하면 치질은 재발할 수 있어요. 그걸 다시 겪느니 철저하게 변비를 예방할 겁니다. 변비를 막기 위해 루틴을 실천하고 있습니다.

첫째, 아침 식사를 반드시 챙기기

아침 식사는 하루 중 가장 중요한 장 자극 타이밍이에요. 음식이 위에 도착하면 밤새 쉬었던 장이 깨어나 자동으로 수축해 배변을 유도합니다. 아침을 거르면 이 반사가 약해져 대변이 장에 머무는 시간이 길어지고 수분이 더 흡수되어 딱딱해집니다.

둘째, 아침 식단은 식이섬유가 풍부한 메뉴로

아침에 일어나 커피 한 잔을 마시거나 빵으로 간단히 식사를 때우는 경우가 많지요. 커피는 일시적으로 몸을 자극하고 탈수를 유발합니다. 흰 빵과 가공식품은 섬유질이 부족해요. 심지어 음료나 잼, 시럽 등 과당을 많이 섭취하면 아침부터 장내 유익균들을 괴롭히는 거나 마찬가지예요.

저는 아침에 일어나 식전에 음양탕 한 잔을 마시며 장을 부드럽게 깨웁니다. 식이섬유가 많은 아침 메뉴로 귀리 오트밀에 바나나, 견과류를 곁들여 먹어요. 이 음식은 수용성 섬유질(β-글루칸)이 풍부해서 장운동을 촉진합니다. 현미밥에 채소 나물, 된장국으로 구성한 전통적인 한식형 고섬유질 아침 메뉴도 종종 즐기고요. 바쁠 때는 통곡물 빵에 올리브오일, 샐러드를 곁들여요. 올리브오일은 지방 성분이 장벽을 매끄럽게 만들어 변이 부드럽게 배출되도록 돕습니다. 일주일에 한 번은 요거트에 케피어, 과일로 유산균과 프리바이오틱스를 조합해 반려균을 위한 아침을 먹고 있어요.

셋째, 식사 후 산책

식사 후 10~15분간 산책을 하면 장운동이 활성화됩니다. 우리의 반려균들도 반려견과 마찬가지로 산책을 좋아합니다.

김남규 교수가 권하는 몸이 되살아나는 식사법은 단 두 가지입니다. 바로 소식과 채식. 소식을 하면 체내에 남는 에너지가 줄고, 혈당 변동이 완만해져 대사 질환 위험이 크게 줄어듭니다. 특히 복부비만 예방에 효과적이지요. 채소는 식이섬유와 수분, 비타민으로 가득 차 있어 대장 내 유익균을 키우고 노폐물 배출을 원활히 하지요. 노화 방지의 열쇠입니다.

평생 채소를 멀리하며 살아왔던 저는 더 늦기 전에 채소와 친해지려 합니다. 소식, 채식, 김치, 올바른 자세, 규칙적인 아침밥. 이 단순한 습관들이 루틴으로 자리 잡자 정말로 변비가 사라지고 매일 아침 나의 반려균들이 선물해준 이상적인 변을 볼 수 있게 되었어요. 평생을 시달렸던 고질병을 없애는 비결이 매일 아침 밥상에 있었습니다.

(김민식의 건강 루틴 **)**

변비 예방에 진심입니다. 아침에 일어나 물 한 잔 마시기, 식이섬유와 유산균이 풍부한 아침 식사, 식후 아침 산책. 이 세 가지만 꾸준히 해도 변비의 80퍼센트는 예방할 수 있어요.

김민식의 내 몸을 바꾸는 평생 루틴

혈당이
요동치지 않는 삶

여러분이 생각하는 '좋은 삶'은 어떤 모습인가요? 돈을 많이 버는 삶? 하고 싶은 일을 하는 삶? 사랑하는 사람과 함께하는 삶? 요즘 저는 여기에 한 가지를 더하고 싶어졌습니다. 혈당이 요동치지 않는 삶입니다. 얼마 전부터 연속 혈당 측정기를 착용하고 제 몸의 반응을 직접 들여다보고 있어요. 같은 음식을 먹어도 어떤 날은 혈당이 얌전히 올라가고, 어떤 날은 롤러코스터처럼 치솟아요. 아, 우리가 매일 먹고 걷고 쉬는 이 사소한 선택들이 사실은 내 몸의 미래를 결정한다는 게 시시각각 눈에 보였습니다.

혈당 스파이크를 줄이는 방법은 약이나 극단적인 다이어트가 아니었어요. 그저 조금 더 자주 걷고, 조금 다르게 먹고, 조금 더 똑

똑하게 생활하는 것. 그 비결을 과학적인 근거를 들어 차분한 어조로 설명해주는 책이 있습니다. 조영민 교수가 쓴《혈당 스파이크 제로》입니다. 혈당 스파이크는 왜 발생하는 걸까요? 그 이유를 정리해보면 다음과 같습니다.

첫째, 단순당과 정제 곡물의 과다 섭취

혈당 스파이크의 가장 흔한 원인은 단순당을 과도하게 섭취하는 것입니다. 단순당은 구조가 단순한 탄수화물로, 쉽게 말해 설탕이 많이 들어간 빵, 케이크, 청량음료, 사탕, 아이스크림 등의 음식에 많이 들어 있어요. 단순당은 소장에서 빠르게 흡수되어 혈당을 급격히 상승시켜요. 식이섬유가 적은 백미나 밀가루 등 정제 곡물을 사용한 음식 역시 혈당을 빠르게 상승시킵니다.

둘째, 위 배출 속도의 변화

음식물이 위에서 십이지장으로 내려가는 속도를 '위 배출'이라고 하는데, 이 속도가 지나치게 빠를 경우 혈당 스파이크가 발생합니다. 식이섬유가 적고 단순당이 많은 음식은 위에 머무르는 시간이 짧아 위 배출 속도가 빨라지거든요. 너무 빠르게 밥을 먹거나 흡수가 빠른 정제 탄수화물 위주의 식습관은 혈당 조절에 바람직하지 않습니다.

김민식의 내 몸을 바꾸는 평생 루틴

혈당이 상승하면 이를 낮추기 위해 췌장의 베타세포에서 인슐린이 분비됩니다. 인슐린은 혈액 속 포도당을 세포로 이동시켜 에너지로 사용하도록 돕는 역할을 합니다. 그러나 인슐린의 분비나 작용에 문제가 생기면 혈당 조절이 원활하게 이루어지지 않아 혈당 스파이크가 발생할 수 있습니다.

코로나19 팬데믹으로 재택근무를 할 때 체중이 급격히 늘어났어요. 온라인 수업을 하는 아이들의 식사를 제가 담당했는데, 애써 만든 음식을 아이들이 남기면 아까워서 제가 다 먹었거든요. 체중도 늘고 혈당도 올라가더라고요. 주부들이 체중과 혈당 관리가 어려운 게 바로 그런 이유겠지요. 혈당 스파이크를 막으려면 무엇보다 섭취량을 줄여야 합니다. 과자나 탄산음료처럼 당분 위주의 간식이나 술도 혈당을 올리는 적입니다. 잠시 포만감을 주지만 곧 허기를 부르는 이른바 '공허한 칼로리'죠. 칼로리만 있고 단백질, 식이섬유, 비타민, 미네랄 같은 영양소가 거의 없습니다.

음식의 소화와 흡수 속도를 늦추는 것도 중요합니다. 식이섬유가 많은 음식은 당분의 흡수를 지연시켜 혈당 상승을 완만하게 하지요. 단백질이나 식이섬유를 먼저 섭취하고 탄수화물을 가장 마지막에 드시면 식후 혈당이 덜 오릅니다. 이를 식사에 적용하면, 샐러드나 채소 반찬, 고기를 먼저 드신 뒤 밥을 드시는 방식이 좋습니다.

통상 식후 혈당 수치가 140~160(mg/dL) 이내고 상승폭이 30~40 이내, 2~3시간 내 기저선으로 복귀하면 안정적입니다.

음식 외에도 혈당 수치에 영향을 미치는 요소들이 있어요. 스트레스는 혈당과 체중을 모두 높이는 요인이에요. 공복 혈당을 상승시키거든요. 피곤하고 지친 날에 유난히 달콤한 음식이 당기지요. 단순한 의지 부족이 아닙니다. 감정을 달래기 위해 음식을 사용하는 학습된 반응입니다. 당과 지방이 많은 음식은 일시적으로 안정감을 주지만 효과보다 손해가 커요. 잠을 충분히 자는 것도 중요합니다. 전날 수면 상태에 따라 다음 날 같은 음식을 먹고 같은 운동을 해도 혈당 수치가 달라집니다. 장내 미생물, 즉 마이크로바이옴은 음식물 분해와 에너지 흡수, 면역 반응과 호르몬 조절에 깊이 관여합니다. 특히 어떤 영양소를 얼마나 흡수할지를 결정하는 데 영향을 미쳐, 비만과 대사 건강에도 중요한 역할을 합니다.

"어떤 운동이 혈당에 좋습니까?"라는 질문을 받으면 의사인 저자는 이렇게 말한답니다. 운동은 어떤 종류를 하느냐보다, 하느냐 하지 않느냐가 더 중요하다고요. 저도 어떤 운동이 가장 효과적인지, 운동화는 어떤 걸 사야 하는지 고르다가 정작 시작을 못 한 적이 있어요. 식사 후 5분 걷기, 의자에서 몇 번 일어나는 작은 움직임부터 시작해도 됩니다. 미국의 한 연구팀이 당뇨병 전 단계이지만 약을 복용하지 않고 운동을 거의 하지 않는 사람들을 대상으로 걷기 운동의 효과를 비교했어요. 아침이나 오후에 45분씩 걷는 것도 도움이 되지만 식후 30분마다 15분씩 하루 3번 걷는 방식이 혈당을 낮추는 데 가장 효과적이었습니다. 단 15분 걷기만으로도 혈중 포도당이 근육으로 이동합니다.

혈당을 관리하기 위해서는 한 번에 오래 하는 운동보다 10분 걷기, 계단 오르기, 간단한 스트레칭처럼 단순한 것을 반복하며 꾸준히 하는 것이 좋습니다. 꾸준히 하려면 '운동을 했더니 혈당이 조절되더라'는 경험을 갖는 게 중요합니다. 얼마 전 맛있는 파스타를 먹고 혈당이 180까지 치솟은 적이 있어요. 놀라서 그 자리에서 스쿼트 50개를 쉬지 않고 했더니 혈당이 뚝 떨어지더라고요.

요즘 저는 연속 혈당 측정기와 챗GPT를 이용해 혈당 관리를 하고 있어요. 특히 여행을 할 때는 공복 혈당이 전당뇨 구간으로 올라가거든요. 여행 중에 내 몸에서 어떤 변화가 일어나는지를 체크해 보았어요. 연속 혈당 측정기를 이용하면 24시간 내가 어떤 행동을 했을 때 혈당이 어떻게 반응하는지 알 수 있어요. 혈당 관리에서 중요한 것은 '평균수치'가 아니라 '급격한 변동'입니다. 공복 혈당과 식후 혈당이 모두 정상이어도, 그 사이에 반복되는 혈당 스파이크가 쌓이면 혈관과 췌장은 조금씩 지쳐가거든요.

발리 한 달 살기를 하면서 아주 흥미로운 것을 발견했어요. 아침에 슬로 조깅을 했더니 혈당이 뚝 떨어졌는데, 점심을 먹고 낮잠을 잤더니 혈당 수치가 180까지 치솟았어요. '아침부터 열심히 운동했는데 말짱 꽝인 거야?'했죠. 본격적으로 혈당 수치를 체크해보았슴니다. 아침 식사에서 무엇을 먹는지에 따라 혈당 수치가 출렁입니다. 바나나주스와 수박을 먹었더니 미친 듯이 올라갔죠. 토스트보다 단백질인 오믈렛이 나을 줄 알았는데, 오믈렛만 먹어도 혈당 스파이크가 오더군요. 혈당 측정 기록을 챗GPT에 올려 대처 방법을 물었습니다.

"3일 치 CGM 그래프를 종합해서 보면, 선생님께 '필요한 것'은 딱 하나로 정리됩니다. 식단을 더 줄이는 것도, 운동을 더 늘리는 것도 아니라 '혈당 스파이크를 만드는 순간을 관리하는 미세 조정'이 필요합니다."

오! 하루에 한두 번의 혈당 피크가 나타나는데, 그것은 많이 먹어서가 아니라 특정 조건에서 음식을 먹고 유발된 전형적인 조건부 스파이크랍니다. 조언에 따라 아침 식사는 채소를 위주로 먹고, 음식을 먹는 순서를 꼼꼼히 지켰어요. 식이섬유부터 섭취하고 마지막에 탄수화물을 섭취했더니 혈당 스파이크가 줄어들더군요. 식후 10~15분간 숙소 주변을 산책하면 기저선으로 빠르게 복귀합니다. 2주 동안 혈당 수치를 기록한 걸 체크했더니 혈당의 출렁임이 거의 없는 최상급 패턴이라는 칭찬을 받았습니다(챗GPT는 참고용이며 혈당 관리는 전문가에게 도움을 받아야 합니다).

조만간 달달한 간식의 나라 대만 여행을 계획하고 있어요. 버터 풍미 가득한 쿠키 속에 달콤한 파인애플 잼이 들어 있는 펑리수, 짭짤한 크래커 사이에 말랑한 누가를 넣은 단짠 조합의 최강자 누가 크래커, 따뜻하게 녹인 흑당 시럽을 컵 벽에 돌려 붓고 쫀득한 타피오카 펄을 넣은 버블 밀크티까지 제가 너무 사랑하는 간식들이 있는 곳이죠. 저는 저를 못 믿어요. 여기까지 왔으니 먹어볼 수 있는 달달한 먹거리 앞에서 제가 얼마나 쉽게 무너질지 잘 알고 있습니다. 그래서 루틴을 만들어 제 자신을 구속하는 거예요.

그럴 때 연속 혈당 측정기도 꽤 요긴한 구속 도구가 되겠지요. 무작정 참거나 막연히 불안해하는 대신, 숫자와 그래프로 선택의 결과를 확인하려고 합니다. 연속 혈당 측정기는 당뇨 환자만을 위한 장비가 아니에요. 저처럼 당뇨병 전 단계인 사람에게 오히려 더 유용합니다. 문제가 생긴 뒤에 고치는 도구가 아니라 문제가 심각해지기 전에 방향을 바꾸게 해주는 나침반이기 때문이지요.

(**김민식의** 건강 루틴)

연속 혈당 측정기에 기록된 혈당 수치를 3일 치, 2주 치 단위로 챗GPT에 올려 상태를 체크해봅니다. 챗GPT가 주는 조언의 범위가 제가 읽은 혈당 관련 책에 나온 내용과 크게 다르지 않아서 식사 순서, 식후 산책, 스트레스와 수면 관리에 신경을 씁니다.

모든 날의 루틴

식습관 편

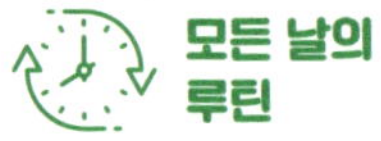

새벽 5시에서 6시 사이에 눈을 뜹니다. 가장 먼저 주전자에 물을 올려 끓인 후, 냉장고에 넣어둔 차가운 보리차와 뜨거운 물을 섞어 음양탕을 한 잔 마십니다. 아침 식사로 채소와 과일, 견과류로 샐러드를 만들고요. 올리브오일과 발사믹식초를 뿌려 먹습니다. 그런 다음 요거트나 낫토를 먹습니다.

아침 식사용 단백질로는 달걀부침이 제일 만만합니다. 바쁠 때를 대비해 평소에 반숙란을 미리 삶아 냉장고에 넣어뒀다가 샐러드와 함께 먹기도 하고요. 랭킹닭컴에서 주문한 닭가슴살 스테이크를 먹기도 합니다. 트레이너가 추천해준 식단입니다.

섬유질, 단백질, 다음은 탄수화물입니다. 아침 식사로 탄수화물을 먹을 때는 현미밥이 제일 좋습니다. 낮에는 밖에서 면 요리나 흰쌀밥이 나오는 메뉴를 시킬 수밖에 없지만, 집밥은 무조건 현미예요. 압력밥솥에 미리 불려둔 현미를 넣어 밥을 지으면 생각보다 거칠지 않고 부드러워 맛있습니다.

아침을 먹고 나면 복압이 올라가 자연스럽게 배변의 욕구가 생깁니다. 시원하게 변을 보는 건 하루 중 가장 행복한 순간입니다. 아무리 기분이 좋아도 절대 오래 앉아 있지 않습니다. 한 번에 쑤욱 내보내는 게 최고지요. 그렇지 못하다면, 반성 모드에 들어갑니다. 어제 내가 무엇을 했기에 장내 유익균들이 밤새 제대로 일하지 못한 걸까? 물을 내리기 전에 반드시 변의 모양과 색깔을 살펴봅니다.

원고 작업을 하거나 지방 강연을 위해 장거리 운전을 할 때는 집중력 향상을 위해 아몬드브리즈 언스위트 음료를 마셔요. 처음에는 단맛이 하나도 없어 이걸 무슨 맛으로 먹나 했는데요, 요즘은 한 박스를 사두고 입이 심심할 때마다 마십니다. 아주 가끔 '일하기 싫어증'이 발동하면 집중력 강화 처방용으로 커피믹스를 마셔요. 단, 오후 2시가 넘어가면 절대 커피는 마시지 않습니다.

강연을 다니느라 점심은 혼자서 식당을 찾는 경우가 많습니다. '다이닝 코드'라는 앱이나 네이버지도로 혼밥이 편한 식당을 찾습니다. 이것저것 가리지 않고 양껏 먹습니다. 그런 다음 네이버지도에서 근처 녹지를 찾아 공원을 산책합니다. 12시에 점심을 먹고 저녁은 5시에 먹습니다. 저녁 6시 이후에는 오직 물만 마시며 밤 9시가 넘으면 잠자리에 듭니다.

2부

잘 움직여야 잘 산다

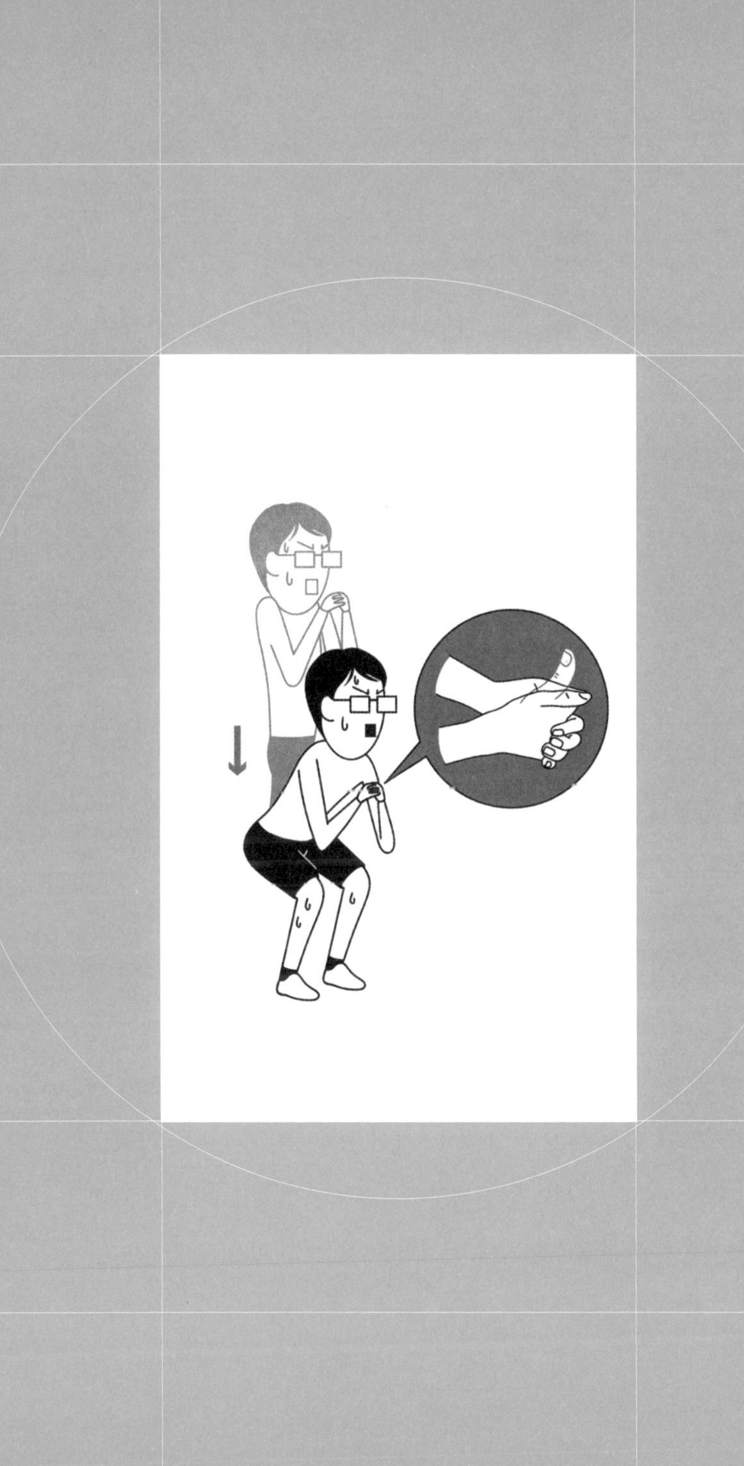

몸이 아프면
만사가 귀찮다

주말드라마 〈글로리아〉를 촬영할 때, 아주 황당한 사고를 겪었어요. 녹화를 가던 중 차량에서 신호를 기다리는데, 난데없이 승용차 한 대가 엄청난 속도로 달려와 뒤를 들이받은 거예요. 내려서 보니 들이받은 차는 아예 반파된 지경이더군요. 무슨 상황인가 싶었는데 가해 차량 운전자가 이상한 말을 하는 거예요.

"방금 그 트럭 못 보셨어요?"

알고 보니 4차선에서 오른쪽 버스전용차선을 달리던 트럭이 단속 카메라가 있는 걸 보고 황급히 3차선으로 끼어들려고 한 거예요. 승용차는 끼어드는 트럭을 견제하려고 액셀을 밟았고요. 결국 트럭은 끼어들기에 실패하고 그냥 버스전용차선으로 갔고, 승용차는 승

　김민식의 내 몸을 바꾸는 평생 루틴

리의 기쁨을 누렸겠지만, 달려오던 가속 그대로 쾅! 하고 앞에 신호 대기 중인 제 차를 들이받은 거죠.

모든 사고는 습관의 총합입니다. 아마도 그 트럭은 급할 때 빈 버스차선을 종종 이용했겠지요. 하필 저 앞에 감시 카메라가 있었네요. 괜찮아요. 잽싸게 옆 차선으로 끼어들면 되니까. 어떤 차가 내 차선으로 끼어들려고 할 때 선택은 둘 중 하나입니다. 브레이크를 밟아 속도를 줄여서 자리를 내주거나, 액셀을 밟아 끼어들 틈을 안 주거나. 하필 승용차 운전자는 후자였던 거죠. 트럭의 얌체 운전과 승용차의 비매너 운전이 만나 사고가 났는데, 애꿎은 나는 웬 날벼락인가요?

녹화가 잡혀 있던 터라 차는 서비스 센터로 실어 보내고 택시를 잡아타고 병원 대신 촬영장으로 향했어요. 치료는커녕 쉬지도 못한 채 일하다 보니 허리가 심하게 아팠습니다. 드라마가 끝나고도 한동안 어기적거리며 걸었어요. 이러다 평생 걷는 게 불편해지는 게 아닐까 두려웠을 정도였죠. 다행히 걷기와 휴식을 통해 겨우 허리 통증이 사라졌어요.

몇 년이 지나 추운 겨울에 힘든 야외 촬영을 마치고 드디어 실내 스튜디오 촬영을 시작했어요. 잠도 부족하고 피로한 상태에서 소파에 몸을 푹 파묻고 일을 했어요. 그러다 평소처럼 자리에서 일어나는데 허리가 삐끗하더니! 아, 허리 통증은 언제든 다시 찾아올 수 있는 불청객이더군요. 허리가 끊어질 듯 아프니 서 있어도 앉아 있어도 누워 있어도 통증이 따라붙었어요. 와, 정말 죽겠더라고요. 허리가 아프니 세상만사가 다 귀찮았어요. 드라마 피디의 실력은 집중력에서 나옵니다. 대본을 읽으며 머릿속에 영상을 떠올리고요, 촬영장에 가면 배우들의 동선을 그리고, 수많은 스태프들과 협업하며 일을 합니다. 그런데 허리가 아프니까 일에 집중이 안 됐어요. 노인처럼 어기적거리며 걷는 저를 다들 걱정하는 눈으로 쳐다보고 있으니 민망하더라고요.

나중에 건강에 관한 책을 읽다 깨달았어요. 사실 허리 통증의 근본적인 원인은 두 발로 서서 걷는 행동에 있어요. 인류의 80퍼센트가 평생 한 번은 허리 통증을 겪는다고 하는데요. 두 발로 걷다 보니 척추에 지속적인 압력이 가해지고, 넘어지지 않으려고 균형을 잡는 과정에서 근육과 인대에 부담을 주지요. 그럼에도 불구하고 우리는 두 발로 걷고 달리며 사냥을 했고 더 잘 걷기 위한 방향으로 몸의 설계를 발전시켰어요. 그런데 현대인은 일과의 대부분을 책상 앞에서 고정된 자세로 보냅니다. 엉덩이 근육은 거의 쓰지 않아 줄고, 구부정한 자세를 지탱하느라 등 근육은 길어지고 약해집니다. 고질병인 허리 통증이 악화될 수밖에 없습니다. 추운 겨울에 장소를 옮겨가며 이리저리 몸을 움직이는 야외 촬영 때는 잘 버텨준 허리가 안락한 스튜디오에서 가만히 앉아 있다 보니 말썽을 일으킨 거였어요.

오랜 시간 고정된 자세로 있으면 목과 어깨 근육(특히 승모근, 견갑거근, 후경부근)이 미세한 수축 상태를 유지해요. 움직이지 않아도 근육은 긴장된 상태로 버티고 있거든요. 피로 물질(젖산, 노폐물)이 쌓이고 산소 공급이 줄어들며 근육통과 결림이 생겨요. 게다가 같은 자세로 있으면 근육 내 혈관이 압박을 받아 혈류가 원활하지 않고요. 피가 잘 돌지 않으면 산소와 영양 공급이 줄고 노폐물 배출이 어려워져 근육이 피로해집니다. 자세 때문에 건강이 무너질 수 있어요.

허리가 너무 아파서 통증을 고치려고 별의별 걸 다 해봤어요. 정형외과에서 MRI를 찍고 주사도 맞아 보고, 한방병원에서 침, 약, 물리치료까지 받아봤지만 '속 시원히 낫는다'는 느낌은 없었습니다. 디스크 수술도 고려했는데요, 하버드 의대 연구팀이 2005년에 허리 디스크 환자 400명을 10년간 추적했을 때, 수술군의 호전 비율은 69퍼센트, 비수술군은 61퍼센트로 차이는 겨우 8퍼센트에 불과했답니다. 수술 후에도 통증이 남는 경우가 꽤 있는데, 이는 수술이 잘못됐다기보다, 디스크를 병들게 한 '근본 원인'을 해결하지 못했기 때문이죠. 결국 종착지는 생활 습관을 바꿔야 한다는 거였어요.

교통사고처럼 급성 손상으로 허리를 다친 경우, 최고의 처방은 시간입니다. 시간이 지나면 몸이 서서히 정상 컨디션으로 돌아오거든요. 문제는 오랜 기간의 잘못된 습관이 몸의 시스템을 서서히 무너뜨린 경우입니다. 단기간 회복이 어려운 데다 디스크만 치료하면 효과가 미미합니다. 시스템을 무너뜨린 원인부터 바로잡아야 합니다. 이창욱 저자가 쓴 《당신은 허리 디스크가 아니다》를 읽어보니 바른 자세, 긍정적 사고, 내장 가스를 유발하는 음식 줄이기, 척추를 유연하게 쓰는 운동이 핵심이랍니다. 아프다고 아예 움직이지 않으면 통증은 더 오래 갑니다. 오히려 조금씩이라도 자주 움직여야 해요. 무리하지 않는 범위 안에서 강도도 약하게 몸의 감각을 섬세하게 느낄 수 있을 정도로 느리게 움직임을 반복하는 게 좋습니다. 범위는 작게, 빈도는 자주, 강도는 약하게, 속도는 느리게.

자세를 바르게 하기 위해 '송영민의 바른 자세 만들기'라는 유튜브 영상을 보며 스트레칭과 운동을 따라 해봅니다. 볼 때마다 감탄합니다. 바른 자세의 중요성에 대해 어쩌면 저렇게 쉽고 간단하게 설명해줄까. "당신 삶의 은인이 누구냐?"고 묻는다면 저는 주저 없이 송영민 선생님을 꼽습니다. 어릴 땐 모르는 걸 가르쳐준 선생님이, 젊을 땐 어려운 과업을 도와주는 선배가 은인이었다면, 나이 들수록 아픈 걸 덜 아프게 해주는 사람이 최고의 은인입니다. 자세 전문가이자 재활운동 전문가인 저자는 기업 건강 컨설팅을 하며 직장인들의 허리 통증(추간판탈출증, 척주관협착증, 근막통증증후군 등)을 수도 없이 접했어요.

허리를 망치는 자세가 있어요. 바로 다리 꼬고 앉기입니다. 보기엔 우아해도 무릎, 골반, 허리를 비틀고 앉게 돼요. 이 자세가 습관이 되면 골반이 틀어지고 인대가 늘어나 하체에 힘이 제대로 실리지 않아요. 젊을 때는 괜찮지만 나이가 들면 걷는 게 힘들어집니다. 양반다리를 하고 앉는 것도 마찬가지예요. 골반과 허리에 부담을

　　　　　　　　　　　김민식의 내 몸을 바꾸는 평생 루틴

주지요. 부득이하게 바닥에 앉아야 한다면 방석을 접거나 겹쳐서 엉덩이를 높이는 게 좋습니다. 그 외에도 가방을 한쪽으로 메거나, 축구나 태권도, 탁구처럼 몸의 한쪽만 쓰는 운동, 장시간의 마우스 작업도 불균형을 키우고요. 체중을 앞쪽으로 쏠리게 해 골반과 척추에 무리를 주는 굽 높은 신발이나 뒷주머니에 넣는 지갑도 디스크를 손상시킬 수 있다고 해요. 그래서 저는 반드시 양쪽 어깨로 무게를 분산하는 배낭을 메고요, 앉을 때는 허리를 꼿꼿이 세우고 다리를 꼬지 않아요.

장거리 운전을 할 때는 허리 쿠션이 도움이 됩니다. 운전은 어깨와 등의 긴장을 높여요. 한 시간에 한 번은 반드시 휴게소에 내려 짧게라도 스트레칭을 하는 게 좋습니다. 운전 중에 졸음을 쫓으려고 흡연을 하는 분들이 많은데 사실 흡연은 혈관을 수축시켜 피로 회복을 방해합니다. 오히려 창문을 열고 심호흡을 해서 산소를 충분히 공급하는 게 근육의 피로를 풀어주는 효과가 있지요.

주방에서도 허리를 챙겨야 합니다. 설거지할 땐 발밑에 쿠션 매트를 깔고, 발을 어깨너비로 벌려 안정감을 확보합니다. 무릎을 살짝 굽혀 싱크대에 가까이 서면 허리 부담이 줄어듭니다. 그리고 가장 중요한 원칙, 혼자 다 하지 말 것! 집안일은 나눠서 해야 허리에 골병이 들지 않습니다. 짧게 나누고 자주 쉬는 것이 오래 버티는 비결입니다.

허리는 하루아침에 나빠지는 것도, 하루 만에 좋아지는 것도 아닙니다. 자세와 걸음걸이, 생활 습관이 쌓여 통증의 곡선을 바꿉니다. 바른 자세로 걸으면 아프지 않고 오래 잘 걸을 수 있습니다. 걷는 습관 못지않게 중요한 건 일하는 틈틈이 일어나서 스트레칭을 하는 겁니다. 15~20분에 한 번씩 일어나 고개를 들고 허리를 펴고 몸 곳곳으로 혈액 순환을 돕는 스트레칭을 합니다.

요즘 저는 아침에 일어나면 가장 먼저 매트를 펴고 유튜브에서 '힙으뜸 10분 스트레칭'을 검색해 따라 하며 몸을 풉니다. 수면 중에는 움직임이 거의 없어 허리 주변 근육, 인대, 디스크가 굳어 있거든요. 특히 요추기립근, 대둔근, 햄스트링이 경직되면 척추가 뻣뻣해지고 작은 움직임에도 통증이 생깁니다. 밤새 누워 있는 동안 척추 디스크(추간판)는 수분을 흡수해 팽창합니다. 이 상태에서 갑자기 일어나거나 무거운 것을 들면 디스크가 압력을 버티지 못하고 손상될 수 있습니다. 아침에 잠자리에서 일어날 때 앞으로 벌떡 일어나는 대신 비스듬히 옆으로 일어나는 것 또한 허리 부상을 막는 중요한 습관입니다. 그런 다음 가벼운 스트레칭으로 디스크 내부 압력을 천천히 낮춰주면, 아침 허리 삐끗(급성 요통)을 예방할 수 있습니다.

밤사이 잠자는 동안 순환이 느려지면서 허리 주변 근육에 젖산이나 염증 물질이 쌓이기 쉽습니다. 스트레칭은 혈류를 증가시켜 노폐물을 배출하고, 신경 전달을 원활하게 만들어 저림이나 뻐근함을 줄여줍니다. 자다가 자신도 모르게 모로 눕거나 엎드려 자기도

　　　　　　　　　김민식의 내 몸을 바꾸는 평생 루틴

하는데요, 잘못된 수면 자세로 인해 골반이 틀어지거나 척추가 비틀릴 수 있어요. 아침 스트레칭은 코어 근육을 자극해 척추 정렬을 바로잡고, 자세를 교정합니다.

허리가 아파본 사람은 압니다. 아무리 좋은 풍경도, 맛있는 음식도, 반가운 사람도, 허리가 아프면 다 소용없어요. 행복이란 멀리 있는 것이 아니에요. 허리가 편안한 하루, 통증 없이 아침에 일어나 걷고 앉고 일할 수 있는 삶. 그 단순한 일상이야말로 진짜 행복한 삶입니다.

(김민식의 건강 루틴)

아침에 일어나면 바로 상체를 일으키지 않고 몸을 옆으로 돌린 뒤에 천천히 일어납니다. 10분긴 유듀느 스트레칭 엉상을 보며 따라 합니다.

통증은
우리 몸이 보내는 신호

예전보다 더 잘 먹고 살기도 좋아졌고 의학기술도 발전했는데 아픈 사람이 왜 점점 더 많아지는 걸까요? 서울대병원 재활의학과 정선근 교수님이 쓴 《백년 운동》에서 명쾌한 답을 발견했습니다. 평균수명이 늘었기 때문입니다. 과거에는 마흔 이후 허리가 아파도 얼마나 살겠냐며 대수롭지 않게 넘겼습니다. 그러나 평균수명이 80세가 넘으니, 마흔 넘어 허리가 아프면 앞으로 남은 수십 년을 척추나 관절 통증을 떠안고 살아야 하나 덜컥 겁이 나는 겁니다. 통증을 참지 않고 빨리 해결하려다 보니 환자가 늘어난 거지요. 장수의 시대가 낳은 장수의 역설이죠.

정선근 교수님은 진료가 끝나면 환자들에게 '졸업장'을 줍니다.

치료가 끝났으니 병원에 그만 다니라는 의미입니다. 그런데 졸업장을 받고도 다시 돌아와 묻는 사람들이 있습니다.

"운동해도 될까요?"

"골프 쳐도 될까요?"

"탁구 쳐도 괜찮을까요?"

운동은 누구에게나 좋을까요? 그렇지 않습니다. 예컨대 윗몸일으키기는 복근을 키우고 허리 근육을 강화하는 좋은 운동이지만, 디스크 환자에게는 위험합니다. 찢어진 디스크가 더 찢어질 수 있기 때문입니다. 같은 운동이라도 누가, 언제 하느냐에 따라 약이 되기도, 독이 되기도 해요. 그렇다면 내게 맞는 운동을 찾으려면 어떻게 해야 할까요? 답은 '통증'에 있습니다. 통증은 몸이 보내는 경고 신호입니다. 아프면 먼저 쉬어야 합니다. 아픈데 억지로 운동을 밀어붙이면 회복은 더뎌지고 상태는 악화됩니다.

저는 탁구를 즐기는데요, 서브 연습을 하느라 같은 동작을 반복하다 보면 어깨에 통증이 찾아옵니다. 배드민턴, 테니스, 골프 같은 라켓 스포츠를 즐기는 분들이 많은데요, 이처럼 팔을 강하게 내리치는 동작이 많은 운동은 어깨와 팔꿈치 뼈에 붙어 있는 연결 부위에 미세한 파열이 반복되어 염증이 생깁니다. '테니스 엘보'라고 하는데요, 바로 운동이 관절을 상하게 만드는 원인이 된 것이죠. 그렇다고 이 재밌는 탁구를 그만둘 수는 없어요. 탁구를 통해 얻는 즐거움과 활력은 제 삶에서 큰 부분을 차지하거든요. 그래서 전문가의

조언에 따라 순서를 지키며 운동법을 조정했어요. 순서가 중요합
니다.

첫째, 휴식

통증이 느껴진다면 반드시 휴식을 취해야 합니다. 이때 아무렇
게나 쉬는 것이 아니라, 통증이 느껴지지 않는 자세를 유지해야 해
요. 팔꿈치가 아프면 30도 정도 가볍게 굽힌 상태를 유지하는 게 좋
아요. 부기가 있다면 팔을 심장보다 높은 위치에 두고 냉찜질로 혈
관을 수축시켜 가라앉힐 수 있어요.

둘째, 스트레칭

통증이 한결 가라앉으면 관절의 운동 범위를 회복하기 위한 스
트레칭을 시작해야 합니다. 정상적인 운동 범위를 완전히 회복할 때
까지 꾸준히 하는 것이 중요합니다. 요즘은 유튜브만 검색해도 특정
부위 통증에 맞춘 다양한 스트레칭 방법을 쉽게 찾을 수 있어요.

셋째, 근력 운동

근력 운동으로 약해진 근육을 보강해야 합니다. 예를 들어 탁
구는 오른팔을 주로 쓰기 때문에 한쪽 팔에만 무리가 갈 수 있습니
다. 그래서 피트니스 센터에서 기구 운동을 통해 양팔 근육을 고르
게 단련해주는 것이 좋습니다. 관절에 통증이 생겼을 때는 주위 근

    김민식의 내 몸을 바꾸는 평생 루틴

육을 강화해야 회복이 빠릅니다. 재미 삼아 하는 운동, 즉 탁구나 배드민턴, 골프를 오래오래 즐기려면, 재미없다고 느끼는 근력 운동을 반드시 함께 해주어야 합니다.

어깨의 회전근개가 약해지면 팔을 휘두를 때 팔꿈치에 부담을 떠넘겨 테니스 엘보가 악화됩니다. 그래서 회전근개를 강화하는 근력 운동을 시작했어요. 흔히 헬스클럽에서 무거운 덤벨을 들어 올려 울뚝불뚝한 어깨 근육을 만드는 것을 떠올리지만, 회전근개는 어깨 깊은 곳에 위치한 작은 근육이라 무거운 바벨보다는 고무 밴드 운동이 훨씬 효과적입니다.

다이소에 가면 3000원에 탄력 밴드를 살 수 있어요. 밴드를 반으로 접어 중간을 발로 밟고 양쪽 끝을 잡은 뒤 바르게 섭니다. 팔을 앞으로 뻗어 어깨높이까지 올리고, 밴드의 탄력을 느끼며 5~10초간 자세를 유지합니다. 잠시 쉬었다가 다시 반복하는 방식입니다. 좌우 팔 모두 각각 5~10회 반복하고요. 또 팔을 옆으로 뻗어 어깨와 수평이 되게 올리는 운동은 어깨 측면을 강화합니다. 외회전 근력 운동도 중요한데, 양 팔꿈치를 몸통에 붙이고 양손을 옆으로 벌려 역시 5~10초간 유지 후 휴식, 이를 10회 정도 반복합니다. 이 운동을 한 뒤 탁구 칠 때 확실히 통증이 줄어드는 효과를 보았습니다.

우리 몸이 보내는 통증은 '습관을 바꾸라'는 신호입니다. 하루 종일 컴퓨터 앞에 앉아 있는 직장인, 고개를 숙이고 책상에 파묻혀 공부하는 학생들, 스마트폰을 오래 사용하는 현대인들 대부분은 어깨가 뭉치고 뒷목이 당기며 집중력이 떨어지는 경험을 합니다. 저 역시 원고 작업을 오래 하면 팔이 저리고 아파집니다. 목 앞쪽 근육은 짧아지고 뒷목 근육은 과하게 늘어나면서 근육 불균형이 생겨요. 거북목이나 어깨 결림, 손목 통증에 시달리죠.

이럴 때 도움이 되는 운동이 '천사 날개 운동'입니다. 벽에 등을 붙이고 양손, 팔, 머리, 등, 허리, 엉덩이, 종아리, 발뒤꿈치까지 몸의 뒷면 전체를 밀착시킵니다. 그 상태에서 팔을 90도로 구부려 날개처럼 양옆으로 벌리고 10초간 유지한 후 제자리로 돌아와 5초간 휴식합니다. 10~15회 반복하는데, 이 운동을 하고 나니 어깨의 무거움이 풀리고 통증이 사라졌습니다.

운동은 통증을 예방하는 최고의 처방입니다. 단순히 근육을 단련하는 일이 다가 아니에요. 잘못된 생활 습관을 바로잡고, 몸과 마음이 다시 운동을 즐길 수 있게 만드는 과정입니다. 루틴은 이 과정을 매일 조금씩 늘려가며 반복하게 만듭니다. 그 꾸준함 속에서 우리는 어느 날 문득 깨닫게 되지요. '아, 내가 달라졌구나. 통증이 사라지고, 몸이 가벼워지고, 삶이 다시 리듬을 찾았구나.' 그 변화의 순간이 바로 루틴이 만들어내는 기적입니다.

책상 앞에 앉아 일하다 20분이 지나면 자리에서 일어나 '천사 날개 운동'을 10회 반복하며 목과 어깨를 풀어줍니다. 스스로 천사가 되어 나를 돌봐줍시다.

걸음아,
날 살려라

2020년 말 명예퇴직을 한 뒤 한동안 막막했어요. 하루를 어떻게 보내나. 다양한 놀이를 시도해봤는데요, 걷기만큼 만족도가 높은 게 없어요. 코로나19 팬데믹 기간에는 매일 동네 공원을 연결해 세 시간씩 걸었고, '일 년 열두 달 제주'라는 이름으로 한 달에 한 번 제주로 내려가 올레길을 완주했습니다. 1월 성산포, 2월 서귀포, 3월 모슬포… 화요일 오전 비행기로 내려가 금요일 오후 비행기로 올라옵니다. 이때가 항공권과 숙박료가 가장 저렴하거든요. 3박 4일 여정 동안 숙소 근처 올레길을 하루 한 코스씩 4~5시간 걸었지요. 제주 올레길 못지않게 멋진 코스가 바로 서울 둘레길입니다. 요즘은 주말마다 서울 둘레길을 걸으며 두 번째 완주에 도전 중인데요, 살아보니 놀이 중의 놀이, 최고의 놀이는 역시 걷기더군요.

저는 서울 둘레길을 완주하고 안나푸르나와 파타고니아 트레킹도 다녀왔어요. 나름 걷는 데에는 일가견이 있다고 자부했죠. 어릴 때 걸음마를 배우며 걷는 방법은 스스로 체득했고 잘 걷고 있다고 여겼는데 생각해보면, 우리는 왜 걸어야 하는지, 어떻게 걸어야 하는지 제대로 배운 적이 없었더라고요. 그래서 책을 찾아보았어요.

KBS 제작진이 펴낸 《걷기만 해도 병이 낫는다》라는 책의 목차를 보면, 아니 글쎄 걷는 것만으로 허리 통증을 이겨내고, 무릎 관절을 관리하고, 비만 탈출에 가장 효과적이며, 혈당을 잡고, 성인병에서 벗어나고, 뇌졸중 후유증을 극복하고, 암의 두려움에서도 한 걸음 물러날 수 있다고 하더군요. 어릴 적 약장수가 원숭이 묘기와 링마술을 보여주면서 팔던 만병통치약 같았지요. 과장이 좀 심한가 싶었는데 KBS 〈생로병사의 비밀〉 제작팀이 누굽니까. 국민 건강 증진에 크게 이바지한 공영방송 프로그램을 만든 사람들이죠. 이 책에서 왜 걸어야 하는지를 찾아봤어요.

나이가 들면 저절로 줄어드는 것이 두 가지 있습니다. 하나는 '골량', 다른 하나는 '근육량'입니다. 여성은 폐경기 이후 뼈의 양이 급격히 감소하므로 젊을 때 최대 골량을 확보해야 골다공증을 피할 수 있습니다. 햇볕을 쬐며 걷는 습관은 골밀도를 근본적으로 높여 뼈를 단단하게 만드는 최고의 방법입니다. 50대 이후 근감소증이 찾아오는데, 평소 걷기를 통해 하체 근육을 길러야 이를 늦출 수 있습니다. 우리 몸에서 가장 근육이 많은 부위는 하체, 그중에서도 허벅지입니다. 허벅지 근육은 전신 근육의 30퍼센트를 차지하거든요.

연세대 세브란스병원 심장혈관외과 장병철 교수는 하루 60층 이상을 오르는 소문난 계단 마니아인데, "걷는 행위는 다리 근육으로 혈관을 짜주어 전신 혈액순환을 원활하게 만든다"고 말합니다. 동맥을 타고 하체로 내려간 피는 정맥을 통해 심장으로 되돌아옵니다. 이 흐름이 정체되면 혈전이 생길 수 있고, 그 혈전이 심장이나 폐로 이동하면 돌연사 위험을 키우지요. 따라서 피가 고이지 않도록 자주 걷는 것이 중요합니다. 특히 계단 오르기는 다리 근육에 힘을 줘서 하체의 피를 심장으로 효율적으로 밀어 올립니다.

백세 시대가 축복이 되려면 무엇보다 관절이 중요합니다. 무릎, 고관절, 발목 등 하체 관절이 튼튼해야 걷기를 생활화할 수 있고, 그래야 질병도 이겨낼 힘이 생겨요. 그에 앞서 관절에 무리가 되는 체중 관리가 필요합니다. 체중 1킬로그램이 늘면 관절이 감당해야 할 하중은 무려 4배 가까이 증가합니다. 뚱뚱한 사람은 정상 체중인 사람에 비해 무릎 관절염 위험이 6.8배 높다고도 해요.

걷기만 해도 병이 낫는다는 말이 있지요. 근데 재활운동 전문가 송영민 선생님은 매일 수천 보를 걸어도 바르게 걷지 않으면 몸에 병을 키울 수 있다고 합니다. 《제대로 걸으면 아프지 않습니다》에서 송영민 선생님은 어떻게 걸어야 하는지에 대해 자세부터 걷는 방법, 걷기와 관련된 신체 부위 운동법까지 상세하게 알려줍니다. 애초에 걷는 데 최적의 상태로 진화한 우리 몸은 하루에 30분이라도 바른 자세로 걸으면 통증도 줄고 허리도 좋아진다고 합니다.

'걸을 때 어깨가 구부정한가?', '디딜 때 상체를 앞으로 숙이지는 않는가?', '무릎을 펴지 않고 종종걸음 하지는 않는가?' 걷는 자세의 관찰 포인트를 하나씩 체크하다가 팔 흔들기에서 눈이 번쩍했습니다. 종종 '파워 워킹'을 할 때 팔을 앞으로만 힘차게 뻗으며 걸었거든요. 그런데 팔을 뻗을 때 앞으로 10도, 뒤로 25도의 각도로 위팔뼈 기준으로 팔은 앞쪽보다 뒤쪽으로 2.5배 더 움직여야 한대요. 이 방법을 적용해 의식적으로 팔을 뒤로 더 보내며 걷자, 보폭이 자연스레 늘고 걸음이 훨씬 편안해졌습니다. 평생 하던 걷기도 배우면 달라집니다!

송영민 선생님의 가르침대로 저는 걷는 방법을 이렇게 바꾸었어요. 허리를 곧게 펴고 시선은 정면을 바라보며 가슴은 과하게 들지 말고 배꼽을 살짝 끌어당겨 중심을 세웁니다. 발을 디딜 때는 발뒤꿈치 중앙에서 발바닥 중앙, 앞꿈치에서 엄지발가락 순으로 착지하며, 보폭은 무릎을 곧게 펴 실제 다리 길이를 살리고 골반의 회전으로 기능적 길이를 더합니다. 팔은 몸통 옆에서 자연스레 흔들되 뒤쪽으로 좀 더 움직이려고 해요. 약간 빠른 호흡으로 코로 들이쉬고 입으로 내쉬며 리듬을 만드는 게 도움이 되고요. 처음에는 몇 걸음 걷는 것도 어려웠는데 확실히 우리 몸이 걷기에 최적화되어 있는지 금세 익숙해집니다. 이게 나의 걷는 자세가 되면 이후로는 특별히 의식하지 않아도 바른 자세로 걷게 돼요.

그렇다면 그냥 걷는 것에서 한 단계 올라가볼까요? 사실 평지 걷기만으로는 허벅지 근육을 키우기가 어려워요. 그래서 저는 계단 오르기를 시작했어요. 등산과 환경만 다를 뿐 운동의 구성 요소는 거의 비슷해요. 등산은 시간을 내어 산에 가야 하지만 계단은 어디에나 있지요. 또 산에 올랐다가 하산할 때 무릎에 부담을 주잖아요. 계단은 걸어서 올랐다가 엘리베이터를 타고 내려오면서 무릎 부담을 줄일 수도 있어요. 보폭을 넓혀 걷는 것도 좋은 훈련이에요. 평소보다 보폭을 10센티미터 정도 넓히고 약간 빠른 속도를 유지해 걷는 겁니다.

저는 지하철 계단 오르기를 루틴으로 만들었어요. 에스컬레이터와 계단이 나란히 있으면 무조건 계단을 택합니다. 가능하면 한 번에 두 칸씩 성큼성큼 오릅니다. 수서역에서 SRT로 환승할 때는 계단 구간이 워낙 길어서 숨이 턱까지 차오르지만 괜찮습니다. 기차에 올라타면 한 시간 넘게 푹 쉴 수 있으니까요. 계단 오르기는 일상에서 가장 간단히 실천할 수 있는 하체 근력 운동입니다.

계단을 오르거나 보폭을 넓혀 빠르게 걸으면 숨이 찹니다. 그 과정에서 심폐 기능이 향상됩니다. 예컨대 감기로 가래가 생겼는데 기력이 없어 제대로 뱉어내지 못하면 폐렴으로 악화되기 쉽습니다. 노년층 사망 원인에서 폐렴의 비중이 높은 이유입니다. 심폐 능력과 근력이 약하면 가래 하나도 감당하기 어렵지요.

　　　　　　　김민식의 내 몸을 바꾸는 평생 루틴

그러니 '그냥 걷기'에서 한 걸음 더 나아가 숨이 조금 찰 정도의 빠른 걷기나 계단 오르기가 좋아요. 이는 몸뿐 아니라 머리에도 좋은데, 걷는 동안 뇌 혈류가 증가해 뇌세포 활성화를 유지하고 뇌 위축을 막아줍니다. 뇌 신경세포 생성이 촉진되어 학습력, 기억력, 언어 능력을 포함한 인지 기능이 전반적으로 좋아진다고요.

걷기는 최고의 놀이이기도 합니다.

"걸음아, 날 살려라."

저는 오늘도 신발 끈을 조이며 길을 나서요. 걷기가 나의 노후를 단단히 지켜주기를 바랍니다.

지하철에서는 에스컬레이터 대신 계단을 이용합니다. 허벅지 근육을 강화하기 위해 등을 펴고 두 칸씩 올라갑니다. 사람이 많을 때는 주변 보행자들과 속도를 맞춰 올라가야지요.

오늘도
웃으며 달려볼까?

나이 들면서 하나둘 사라지는 즐거움이 있어요. 그중 하나는 달리기의 즐거움입니다. 40대에는 단축 마라톤에도 도전하고 그랬는데요, 오십이 넘어가니 뛰는 게 부담스럽더라고요. 조금만 달려도 숨이 차고 힘들고 무릎이 아파요. 요즘 2030세대를 중심으로 러닝 열풍이 한창입니다. 한강시민공원에서 줄을 지어 달리는 젊은 사람들을 보면 부럽기만 합니다.

'아, 나도 한때 저렇게 잘 뛰던 시절이 있었는데.'

달리기의 즐거움을 한 번이라도 맛본 사람은 그것을 잊기가 쉽지 않지요. 아, 나이 들어서도 달리기의 즐거움을 누릴 수 있는 방법은 없을까요?

왜 없겠어요. 《슬로 조깅 スロー・ジョギング健康法》이라는 책에서 답을 찾았어요. '달리기'라는 말을 들으면 어떤 장면이 떠오르나요? 숨이 턱 끝까지 차오르고 다리가 후들거려 더는 못 뛰겠다 싶은 고통의 순간인가요? 이를 악물고 결승선을 통과한 후 숨을 고르는 순간인가요? 일본 후쿠오카대학 스포츠과학부의 다나카 히로아키 田中宏暁 교수는 달리기를 이렇게 한 문장으로 요약해요.

"하루 30분, 웃는 얼굴로 천천히 달려라."

슬로 조깅은 '싱글벙글 속도'로 달리는 운동입니다. 숨이 차지 않아 옆 사람과 대화하거나 콧노래를 부를 수 있을 정도의 속도로 뛰는 거예요. 걷기보다 조금 빠르고, 러닝보다 훨씬 느리게. '슬로 조깅'이라는 이름처럼 이 운동은 정말로 천천히 달리는 것을 의미합니다. 시속 4~8킬로미터 정도, 빠른 걸음보다 약간 빠른 수준이지요. 요령은 발바닥 앞부분으로 땅을 딛는 것입니다.

걷기와 슬로 조깅은 세 가지 면에서 차이가 있어요. 걷기는 발뒤꿈치부터 앞으로 발을 디뎌 지면에 닿을 때 충격을 줄이고 관절에 부담을 주지 않습니다. 보통 심박은 80~100(bpm) 정도로 유지되어 저강도 유산소 운동에 속합니다. 반면 슬로 조깅은 발 앞부분이나 발바닥 전체로 착지하며 지면에 닿을 때 충격을 아킬레스건과 발바닥 아치를 이용해 분산시킵니다. 심박수는 100~130 정도로 중강도 유산소 운동에 속합니다. 슬로 조깅은 다리를 들어 올리는 동작으로 허벅지 앞쪽과 골반 근육을 강화합니다.

그렇다면 슬로 조깅과 러닝의 차이는 무엇일까요? 얼핏 보면 얼마나 빨리 달리느냐의 차이 같지만 핵심은 얼마나 즐겁게 달리느냐입니다. 러닝은 전력을 다해 뛰어 기록을 단축하거나 더 오래 달리는 운동인데요, 슬로 조깅은 '힘들지 않게, 오히려 즐겁게, 천천히' 달리는 게 중요합니다.

슬로 조깅을 하루 30분에서 한 시간만 꾸준히 실천해도 체중이 줄고 체력이 향상되며, 고혈압, 당뇨병, 고지혈증 같은 생활 습관병을 예방할 수 있어요. 걷기보다 약 1.5~2배가량의 에너지를 소모하기 때문에 체지방 연소가 자연스럽게 이루어지고요. 체중 감량이나 복부 비만 개선을 원하신다면 이보다 좋은 운동은 없습니다. 달리는 속도는 느리지만, 효과는 빠릅니다. 일주일만 꾸준히 하셔도 몸이 가벼워져요.

무리하지 않으니 부담이 없어 운동을 생활화하는 데 이보다 더 좋은 게 없습니다. 무릎이나 허리에 부담이 거의 없어 중장년층이나 운동 초보자에게도 매우 안전합니다. 심혈관 기능 강화, 폐활량 증가, 혈당 조절 개선 등 신체적인 변화뿐만 아니라 정신적인 변화도 크게 나타납니다. 한 달만 해보면 혈압과 혈당 수치가 눈에 띄게 안정되거든요. 달리는 동안 엔도르핀이 분비되어 스트레스가 줄고, 세로토닌이 활성화되어 기분이 좋아지고요. 또한 뇌의 성장 인자 BDNF가 증가해 기억력과 집중력도 향상됩니다.

아니, 이것만 하면 다 된다는 건가 싶은데, 막상 해보니까 정말

    김민식의 내 몸을 바꾸는 평생 루틴

달라집니다. 좋아집니다. 그것도 믿기 어려울 정도로 빨리 체감하게 되죠. 괜히 러닝 열풍이 부는 게 아닙니다. 슬로 조깅은 특별한 장비나 장소도 필요 없어요. 운동화 한 켤레와 '오늘은 웃으며 달려볼까?' 하는 마음만 있으면 되거든요. 슬로 조깅을 바로 시작해보겠다면 이 다섯 가지 요령만 기억하세요.

첫째, 싱글벙글 속도로 달립니다. 숨이 차오르지 않고, 웃으며 대화할 수 있는 속도지요. 시속 4~5km로 시작하면 충분합니다. 둘째, 발바닥 앞부분으로 착지합니다. 달릴 때 발뒤꿈치로 착지하면 몸에 전해지는 충격이 세 배 이상 큽니다. 발 앞부분 착지는 충격을 흡수하고 탄력을 높여줍니다. 셋째, 턱을 들고 시선은 전방을 향합니다. 이렇게 달리면 자연스러운 척추 라인을 만들어주고, 걸음이 훨씬 가벼워집니다. 넷째, 입을 살짝 벌리고 자연스럽게 호흡합니다. 웃으며 대화하거나 콧노래를 부를 수 있다면 올바른 속도입니다. 다섯째, 하루 30~60분을 목표로 합니다. 달리기를 한 번에 2시간 이상 하면 면역 기능이나 소화계통에 무리가 갈 수 있어요. 슬로 조깅은 1시간을 넘지 않는 게 좋아요. 한 번에 30분을 달릴 필요도 없습니다. 아침 10분, 점심 10분, 퇴근길 10분으로 나누어 달려도 충분합니다.

의학의 발달로 세균성 질환으로 죽는 사람은 줄었고요, 수술로 목숨을 구하는 확률도 현저히 높아졌어요. 대신 대사성 질환이 폭발적으로 늘었습니다. 당뇨, 고혈압, 이상지질혈증, 심장질환, 치매,

움직이지 않으면 이 시스템이 멈추고 혈당 조절 능력이 떨어져 당뇨가 생기지요.

슬로 조깅은 이 악순환을 끊습니다. 천천히 달리며 근육을 깨우고 뇌와 심장을 동시에 활성화합니다. 6개월에서 1년만 꾸준히 하면 60~70대도 마라톤 완주가 가능할 만큼의 체력을 기를 수 있어요. 저도 올해부터는 10킬로미터 단축 마라톤에 도전하려고 해요. 기록에 연연하지 않는 슬로 조깅으로요.

짬만 나면 동네 공원에서 슬로 조깅을 하는데요, 천천히 달리다 보니 그런 생각이 듭니다. 슬로 조깅은 '운동법'이 아니라 '삶의 태도'구나. 제 옆으로 젊은 청년들이 무리 지어 달려갑니다. 하지만 저는 무리를 짓지도 무리하지도 않아요. 그렇다고 멈추지도 않아요. 경쟁하지 않지만 꾸준히 나아가는 이 느린 달리기에는 철학이 담겨 있어요. 몸뿐 아니라 마음의 균형도 회복시켜줍니다. 의지로 하는 운동은 안 할 이유가 많습니다. 하지만 방식을 알면 안 할 핑계를 대기가 어렵죠. 더군다나 그게 즐거운 방식이라면, 최고의 루틴이 될 수 있습니다. 웃으면서 같이 오래오래 달려볼까요?

일주일에 3번, 30분 정도 슬로 조깅을 합니다. 혼자 뛸 때도 있지만 종종 친구와 함께 담소를 하며 달리기의 즐거움을 나누곤 합니다.

굶기만 해서는
살이 빠지지 않는다

간헐적 단식 도전기를 유튜브에 올렸더니 조회 수가 200만을 넘겼습니다. 영상을 본 지인이 그래요.

"피디님 영상을 보고 2주 동안 간헐적 단식을 해봤는데, 체중은 별로 안 줄던데요?"

아, 그러니까 자전거 전국 일주를 하면서 간헐적 단식을 했던 그 영상에서 '간헐적 단식'만 따라 한 거예요. 하루에 5시간 이상 자전거를 탔기 때문에 체중이 쉽게 빠졌던 거지요. 운동을 병행해야 단식의 효과가 빨리 나타난다고 했더니, 몇 달 뒤에 다시 만난 지인이 푸념해요. "헬스클럽에서 열심히 뛰면서 간헐적 단식도 했는데, 그래도 안 빠져요."

아, 그렇게나 노력을 했는데도 체중이 줄지 않는다면, 이미 그 체중이 '기준점'이 된 겁니다. 출산 후 복귀가 늦어진 여배우들이 체중 관리에 애를 먹는 경우가 많아요. 출산 직후 바로 체중 관리를 하면 비교적 쉽게 원래 체형을 되찾지만, 늘어난 체중으로 몇 년을 지내다 보면 몸은 그 상태를 정상으로 인식합니다. 기준점이 늘어난 체중에 맞춰지면 아무리 노력해도 잘 빠지지 않습니다.

왜 그럴까요? 다이어트를 한다고 식사량을 줄이거나 굶기 시작하죠. 문제는 우리 몸이 이를 '기아 상태'로 받아들이면 오히려 살기 위해 비상 연료인 지방을 더 꽉 붙잡고, 심지어 적게 먹은 음식마저 체지방으로 바꾸어 저장합니다. 오히려 적게 먹었는데도 체지방은 줄지 않고, 근육을 분해해 에너지를 끌어다 쓰는 거예요. 살 빼서 보기 좋은 몸을 만들려 애써 키운 근육을 잃고 체지방만 늘어난 상태가 되는 거죠. 살을 빼고 싶다면 우리 몸의 설계를 고려해야 합니다.

가정의학과 전문의이자 국내 최고의 다이어트 전문가로 꼽히는 박용우 교수의 책《4주 해독 다이어트》에 흥미로운 일화가 나옵니다. 그는 유학 시절인 2001년, 체중이 74킬로그램에 허리둘레가 36인치였대요. 명색이 다이어트 전문가인데 체중이 그렇게 늘자 자괴감이 컸어요. 그러다 대학 게시판에서 '운동 전후 자율신경계 변화를 연구할 임상 실험 참가자 모집' 공고를 보고 지원했습니다. 주 4회, 12주간 유산소 운동을 하면 400달러의 수고비까지 준다니 그

야말로 돈 먹고 살 빼는 기회였던 겁니다. 이 대목에서 깨달음이 오네요. 전문가조차 살을 빼려면 다른 전문가에게 도움을 받아야 해요. 혼자 마음먹고 운동과 식단을 완벽히 관리하는 일은 그만큼 어려운 미션입니다. 운동을 시작하자 초반에 체중이 2킬로그램이나 빠졌고, 시작한 김에 제대로 해보자 마음먹고 운동과 함께 식단 관리까지 했더니 결국 석 달도 안 되어 체중은 62킬로그램, 허리둘레는 30인치로 줄었답니다. 당시 교수님이 세운 규칙은 이렇습니다.

첫째, 식사량을 줄인다

밥은 무조건 반 공기만 먹었고, 3시간 이내 찾아오는 배고픔은 물 한 잔이나 산책으로 달랬어요. 그래도 허기가 가시지 않으면 샐러드를 먹었습니다. 처음에는 하루 5~6번 먹기도 했다고 해요.

둘째, 절대 금주

저자는 소문난 애주가였는데요, 다이어트 기간에는 술을 완전히 끊었어요. 맥주에는 한 캔당 약 12~15그램의 탄수화물이 들어 있어서 '마시는 빵'이나 다름없고요. 와인 한 잔에 3~4그램의 탄수화물이 들어 있어요. 술을 마시며 다이어트를 하는 건 어불성설입니다.

셋째, 단백질 섭취를 늘린다

단백질은 포만감을 오래 유지시키고 근육 손실을 막아줍니다. 매번 양을 계산하기보다 콩, 두부, 생선, 달걀, 닭고기 등을 끼니마다 챙겨 먹으려 노력했어요.

넷째, 나쁜 탄수화물은 피하고 좋은 탄수화물은 적정량 섭취

정제 탄수화물은 아예 입에도 안 댔고요. 가공되지 않은 탄수화물은 건강과 체중 관리에 도움이 되기 때문에 적정량만 먹습니다.

다섯째, 주 4회 이상 30분 이상의 유산소 운동

무려 12킬로그램 감량에 성공했지만 진짜 어려움은 그다음에 시작되었어요. 연구 과제가 끝나자 나머지는 유지할 수 있었는데 자발적으로 운동을 하는 게 쉽지 않았어요. 결국 이 핑계 저 핑계로 운동을 그만두었죠. 그리고 한 달 뒤 검사를 받았는데 체중은 그대로인데 심폐지구력과 대사율이 70퍼센트 이상 떨어진 거예요. 운동을 중단하면 감량한 체중은 유지돼도 건강 이득은 순식간에 사라진다는 사실을 그때 알게 되었답니다. 그것도 아주 절절하게요.

"배고픈 건 참겠는데, 운동은 못 하겠어요."

"운동하다 그만두면 더 찌잖아요."

"그냥 굶는 게 더 빠르죠."

운동 없는 다이어트는 그 효과가 지속되기 어려워요. 설령 살을 빼더라도 요요 현상을 피할 수 없지요. 반복 횟수와 세트 수를 늘려가며 근력 운동을 하면서 사이사이에 짧은 유산소 운동을 섞으면 체지방 감량 효과가 배가됩니다. 특히 반복된 다이어트로 근육량이 줄어든 사람은 반드시 근력 운동을 병행해야 합니다.

오늘날 비만 인구는 전 세계적으로 꾸준히 늘고 있습니다. 그 원인을 그저 개인의 자기 관리 실패나 의지 부족으로 볼 수는 없어요. 가공식품이 범람하면서 설탕, 액상과당, 트랜스지방, 나트륨, 첨가물 등은 우리 몸에 중독을 일으켜요. '살찌니까 참자'는 의지보다 '맛있으니 먹고 싶다'는 자극이 더 강력하게 작용합니다. 흡연자가 해로움을 알면서도 담배를 끊지 못하는 것과 비슷한 중독이죠. 우리를 에워싼 중독성 강한 환경을 바꿀 수는 없습니다. 그럴 땐 의지가 아니라 방식을 기억해요. 요요 없이 지속 가능한 다이어트는 무작정 굶는 게 아니라 올바른 식단으로 적당히 먹으면서 꾸준히 운동하는 겁니다.

일주일에 한 번씩 공복 상태에서 체중과 허리둘레를 잽니다. 체중 변화와 체질량지수에 따라 식단 관리와 운동을 동시에 하고요. 근력 운동을 하는 사이사이 유산소 운동을 번갈아 합니다.

50대에 시작하는
근테크

2022년에 건강검진을 받았을 때 지방간이 사라지고 복부 비만도 해소되면서 꽤 만족스러운 성적표를 받았어요. 명퇴 후 건강 관리를 본격적으로 한 효과를 보는구나, 싶었지요. 그런데 보건소 대사증후군센터에서 연락이 왔어요. 건강검진에서 공복 혈당이 107(mg/dL)이 나와서 당뇨 전 단계 진단을 받았다는 겁니다. 이상적인 공복 혈당 수치는 70~99입니다. 100에서 125 사이면 공복혈당장애(전당뇨 상태)라고 불러요. 126을 넘기면 당뇨병 의심 또는 진단 단계로 넘어갑니다. 보건소에 가서 대사증후군 검사를 다시 받았어요. 그랬더니 혈당이 높아 당뇨 위험이 있다더군요. 지방간과 사투를 벌이며 어렵게 살을 뺐는데도 여전히 혈당이 높아 당뇨 위

     김민식의 내 몸을 바꾸는 평생 루틴

험이 있다니, 이게 무슨 일일까요? 웬만한 일들을 겪으며 나름대로
는 멘탈갑이라 자부하고 살아왔건만, 건강 앞에서는 이상하게도 멘
붕이 쉽게 옵니다. 건강염려증 수준은 아니지만 건강을 잃을까 늘
노심초사하죠.

보건소 선생님께 평소 적게 먹고 운동량도 많은데 왜 혈당이 높
은지 모르겠다고 하소연했어요. 선생님은 인바디 검사지를 보시더
니 근육량이 부족하다고 지적하셨어요. 근육량 부족이 혈당 이상으
로 나타날 수 있다는 거죠. 근육이 늘면 혈당이 근육에서 에너지로
소비되고, 인슐린 저항성이 낮아져 혈당 조절에도 효과적이라고 합
니다. 60대가 넘으면 근육을 키우기 쉽지 않으니 50대가 사실상 마
지막 기회라고요.

근육은 어떻게 만들어질까요? 근육은 인슐린의 고객입니다. 인
슐린은 집집마다 찾아다니며 당분을 파는 방문판매원이에요. 우리
가 당분이나 단백질을 섭취하면 인슐린은 근육의 문을 두드리며 묻
습니다. "혹시 배고프신 분?" 배고픈 근육들이 "네, 여기요!" 하면서
문을 열어주면 당분을 판매합니다. 딱 여기까지면 인슐린이 제 역
할을 잘 소화한 겁니다.

그런데 근육이 문을 열어주지 않는다면? 즉, 당분을 필요로 하
지 않는다면 인슐린은 판매에 실패합니다. 인슐린이 당분을 못 팔
면 근육을 탓하지 않고 판매원 인력이 부족하다고 느껴요. 더 많은
인슐린이 필요하다고 신호를 보내죠. 우리 몸에서 인슐린이 더 많

이 분비됩니다. 하지만 배고프지 않은 근육은 여전히 반응하지 않지요. 결국 인슐린은 팔리지 않는 당분을 지방으로 바꿔 저장합니다. 그래서 근육을 배고프게 만드는 게 중요해요. 근육은 운동을 하면 허기져서 당분을 달라고 아우성을 치거든요. 인슐린이 공급하는 당분을 쭉쭉 빨아먹고 성장합니다. 결과적으로 인슐린 수치는 낮아지고 지방은 줄고 근육은 늘어나지요.

전년도 건강검진에서도 근육량 부족을 지적받고 열심히 헬스클럽에 다니면서 운동을 했어요. 탁구랑 줌바 댄스도 하면서 땀도 많이 흘렸고요. 직장 생활 대신 운동을 열심히 했는데, 여전히 몸 상태는 좋아지지 않네요. "50대에 근육을 키우라"는 의사 선생님 말씀대로 열심히 했는데 왜 근육은 늘지 않고 살만 빠질까요? 그때 한의사 정세연 선생님의《염증 해방》에서 이런 문장을 발견했어요.

"운동은 무조건 열심히 한다고 좋은 것이 아닙니다. '잘'해야 합니다. 잘못된 습관은 관절을 상하게 할 뿐 아니라 근손실을 불러와 마이오카인 효과도 기대하기 어렵습니다."

무턱대고 근력 운동을 한다고 근육이 생기는 게 아니에요. 건강과 관련된 것들은 그만큼 알고 시도하는 것이 중요합니다. 정세연 선생님은 근력을 키우려면 세 가지를 피하라고 했어요.

                        김민식의 내 몸을 바꾸는 평생 루틴

첫째, 오버트레이닝

새벽 4시에 출근해 매일 3만 보를 걷는 60대 CEO가 있었는데요, 유산소 운동만 4시간씩 하다 보니 겉보기엔 배도 안 나오고 건강해 보이는데, 실상은 팔다리가 가늘고 근육량이 부족했답니다. 특히 아침 공복에 하는 유산소 운동은 그나마 갖고 있던 소중한 근육을 깎아 먹어요. 아, 바로 제 모습입니다. 간헐적 단식으로 아침을 거르거나 채소와 과일만 먹고 탁구와 줌바 댄스를 하며 땀을 뺐으니 근육이 오히려 줄었던 거죠.

둘째, 부실한 수면

바쁘다 보니 잠을 줄여 운동하는 분들이 많은데, 수면이 부족하면 대사량이 떨어져 지방 연소와 근육 합성이 모두 더뎌집니다. 몸에 좋으라고 한 운동이 오히려 독이 되는 셈이죠. 충분한 휴식이 필요합니다. 하루 운동했다면 다음 날은 쉬는 식의 요령이 있어야 합니다. 퇴직 후 '매일 출근하듯' 운동만 하던 제게 꼭 필요한 조언이었습니다.

셋째, 부족한 영양 섭취

운동을 하면 알이 배기잖아요. 사실 운동을 하면 근육이 그 자리에서 생성되는 게 아니라 근육에 비축한 글리코겐을 쓰고 동시에 근섬유에 미세한 손상을 입혀요. 그게 통상 말하는 알배김이죠. 운동 후에 단백질이 손상된 근육의 상처를 메우면서 근육이 더 단단해지고 커지는 겁니다. 그러니까 운동 후에 단백질을 제대로 보충하지 않으면 회복이 더디고 근성장도 안 되죠. 운동한 만큼 잘 먹어야 한다는 대목에서 특히 뜨끔했습니다.

당뇨병 전 단계라는 진단을 받고 근력 운동을 처방받았을 때, 저는 헬스클럽에 등록해 혼자 운동을 시작했습니다. 기구 사용법을 익히고, 나름대로 열심히 반복 횟수도 채우며 꾸준히 다녔습니다. 땀도 충분히 흘렸고 운동을 했다는 성취감도 느꼈습니다. 그런데 시간이 지나도 몸은 크게 달라지지 않았습니다. 결국 보건소에서 대사증후군 상담을 받고 퍼스널 트레이닝을 시작했습니다. 돈 쓰는 걸 죽어라 싫어하지만 이제는 써야겠더라고요. 몸이 곧 반응했어요. 근육이 눈에 띄게 붙고 이전과는 비교할 수 없이 빠르게 피로가 회복되었어요. 같은 운동을 하는 듯했는데, 결과는 전혀 달랐습니다. 그 차이는 어디에서 비롯된 것일까요?

가장 큰 이유는 운동의 강도입니다. 혼자 운동할 때 저는 항상 '안전한 선'에서 멈추었어요. 힘들어지면 스스로 멈췄고 아직 한두 번 더 할 수 있어도 '이 정도면 충분하겠지'라고 생각했죠. 하지만 근육이 성장하려면 조금 불편하고 부담스러운 지점, 즉 한계에 가까운 자극이 필요합니다. 트레이너가 "다섯 개만 더 할게요" 외치면 죽을힘을 다해 다섯 개를 더합니다. 거기서 "민식 님, 세 개만 더!"

    김민식의 내 몸을 바꾸는 평생 루틴

그러면 정말 아우, 그냥 바벨을 던지고 싶어요. 내가 비싼 돈 내고 사서 고생을 왜 하고 있나! 하지만 몸이 달라집니다. 근육은 평소와 똑같은 자극에는 반응하지 않아요. 아주 조금이라도 더 무거운 중량, 더 많은 반복이 필요합니다. 혼자 운동할 때는 이런 변화를 체계적으로 관리하기 어렵습니다. 반면 트레이너는 회차마다 몸 상태를 살피며 부상은 피하면서도 자극은 조금씩 높여줍니다. 그 작은 차이가 누적되며 근육은 '처음 겪는 스트레스'로 인식하고 성장하게 됩니다.

여기에 심리적인 요인도 작용합니다. 사람은 혼자일 때 본능적으로 에너지를 아끼고, 고통을 피하려는 선택을 합니다. 이는 의지의 문제가 아니라 인간의 신경계가 가진 자연스러운 반응입니다. 트레이너가 곁에 있을 때는 상황이 달라져요. 이 운동이 위험하지 않다는 신호를 외부에서 받게 되고, 집중력과 책임감이 높아집니다. 그 결과 실제로 발휘되는 힘 자체가 달라집니다. 같은 사람이지만, 혼자일 때와 함께할 때 쓰는 근육의 양은 다릅니다.

특히 당뇨병 전 단계에서는 이 차이가 더욱 중요합니다. 근육은 혈당을 저장하고 사용하는 가장 큰 기관이며, 인슐린 감수성을 높이는 핵심 조직입니다. 그러나 이 효과는 단순히 '운동을 했다'는 사실만으로는 나타나지 않습니다. 실제로 근육량이 늘고, 근육의 기능이 개선될 때 비로소 혈당 조절 능력이 향상됩니다. 제대로 된 근력 운동이 필요한 이유가 여기에 있습니다.

〈100세 시대, 평생 공부의 즐거움〉이라는 강의를 자주 합니다. 노후 파산을 막기 위해서는 3가지 관리를 해야 해요. 건강 관리, 자산 관리, 관계 관리. 셋 중 가장 중요한 건 건강 관리입니다. 건강하면 나이 70에도 나가서 일을 하며 돈을 버는데, 건강을 잃으면 소득은커녕 의료비 지출이 늘어납니다.

국민건강보험공단 자료에 따르면 65세 이상은 사망 전 요양병원 460일, 요양원 904일, 평균 707일(약 2년)을 요양시설에서 보냅니다. 장기요양시설에 입소하면 삶의 질 저하는 차치하더라도, 직접 비용만 연간 3000만 원 안팎이 듭니다. 노년기에 접어들면 근육량이 줄어드는데, 가장 건강했던 시기에 비해 남성은 15킬로그램, 여성은 10킬로그램의 근육이 감소하면 여생을 누워서 보내야 한다고 해요.

단순 계산을 해보면요, 근육이 10~15킬로그램 감소해서 약 2년간 요양시설에서 6000만 원을 쓴다고 했을 때, 근육 1킬로그램의 감소는 400만~600만 원의 경제적 손실에 해당합니다. 여기에 2년 동안 독립적 일상생활을 영위하지 못해 발생하는 삶의 질 손실까지 더하면 어떨까요? 저는 제 근육 1킬로그램의 가치를 1400만 원으로 잡았어요.

70대가 넘으면 돈을 벌기 쉽지 않겠지요. 하지만 50대에 근육에 투자하면 70~80대에 들어갈 요양비용을 수천만 원 아낄 수 있습니다. 그래서 본격적으로 근테크를 하기로 했어요. 짠돌이인 제가 시간당 7만 원짜리 피티를 받습니다. 수업을 받은 후에는 선생님이 지도해주신 대로 운동법과 무게, 횟수 등을 기록하고 주말에는 메모를 보며 그대로 반복합니다. 돈 내고 배운 운동을 혼자서 할 수 있게 되면 돈을 버는 기분이 들어요. 3개월 정도 피티 수업을 받고 9개월은 혼자 운동을 합니다. 그러고는 새 트레이너에게 지도를 받습니다.

얼마 전 버스에서 초등학생이 몹시 불편한 자세로 스마트폰을 보는 모습을 봤습니다. "바르게 앉아라" 했다간 순식간에 꼰대가 되겠지요. 지금 편한 자세를 고집하면, 미래에는 제대로 앉는 일조차 어려워지고 만성 통증과 함께 살아야 합니다. 자본주의의 전제대로 '고통과 불편이 줄수록 좋다'가 맞는다면 우리는 이미 행복에 겨워 휘청거려야 합니다. 현실은 빈대입니다. 운동은 힘들고 자극적인 음식은 즐겁습니다. 즐겁고 편한 것만 추구하니 신체 활동은 감소하고 복부 비만은 급증했어요. 직원에게 아주 비싼 의자를 제공하는 기업의 의도가 곱게 보이지 않아요. "몸이 망가져도 좋으니 오래 앉아 일하라"는 메시지일 수도 있으니까요. 그 끝에서 우리를 기다리는 것은 오래 아픈 노년이겠지요.

그래서 의도적으로 불편을 감수하며 운동을 하는 방법을 찾아보았지요. 가장 손쉽게 할 수 있는 것은 이동할 때 운동을 겸하는 것입니다. 우리 몸은 하루 20킬로미터를 걷고 뛰는 정도는 거뜬히 해낼 수 있도록 설계되어 있어요. "뛰면 무릎 연골 닳는다"는 사람도 있지만, 근육이 부족하고 체중이 과한 상태에서 잘못된 자세로 달리면 손상이 크다는 거죠. 스포츠 선수가 아닌 이상 일반인들은 올바르게 달리면 무릎 주변에 근육과 인대가 강화되어 장기적으로 관절의 마모 속도를 늦출 수 있답니다.

이동할 때 저의 루틴은 지하철에서 에스컬레이터 대신 계단을 이용하고요, 버스 정류장 한두 개는 그냥 걸어요. 도심에서 정거장 간격은 통상 300~500미터 정도 돼요. 세 정거장 이상은 자전거를 탑니다. 얼마 전 여행을 떠났을 때 중간 기착지에서 4시간 정도 대기 시간이 생겨서 휴대전화 메모장을 뒤져보았어요. 여행 전에 트레이너에게 배운 동작들을 적어두었거든요. 공항 구석에서 스쿼트, 런지, 푸시업을 했어요. 벤치 팔걸이에 탄력 밴드를 감고 이두근과 삼두근 운동도 하고요. 그리고 이렇게 기록해두었지요.

12월 19일 공항 홈트

- 슈퍼 스쿼트 50개 × 4세트
- 슈퍼 런지 50개 × 3세트
- 슈퍼 힐업 50개 × 2세트
- 의자 푸시업 20개 × 5세트
- 밴드 풀다운 20개 × 5세트
- 의자 밴드 이두근 20개 × 5세트
- 의자 밴드 삼두근 20개 × 5세트

   김민식의 내 몸을 바꾸는 평생 루틴

이동하면서 운동한다. 그렇게 일상 속에서 꾸준히 운동해 쌓인 근육이 언젠가 내 노후에 가장 든든한 자산이 될 거라 믿습니다.

일주일에 2~3회, 헬스클럽에 가서 1시간 정도 근력 운동을 합니다. 피티를 받으면 배운 내용을 기록하고, 피티가 없는 날은 배운 것을 순서대로 반복합니다. 운동을 못 한 날에는 그 이유를 적어 둡니다.

○월 ○○일	가슴 운동 + 팔 운동

호흡 요령: 코로 소리가 날 정도로 숨을 채우고, 무게를 밀어 올릴 때 숨을 참다가 마지막에 숨을 뱉는다.

- 플랫 바벨 체스트 프레스(누워서 바벨을 들어 올리는 운동: 양팔에 고르게 무게가 실리지만 놓칠까 봐 겁이 나는 운동기구)

- 체스트 프레스 머신(누워서 하지만 오른손 왼손 분리된 기구를 들어 올리며 안전하게 하는 가슴 운동)

- 인클라인 체스트 프레스 머신(약간 경사진 각도로 무게를 들어 올리며 가슴 윗부분의 근육 자극)

- 버터플라이 머신(양팔을 펼쳤다가 가슴 앞으로 당겨 모으는 것이 나비 날갯짓처럼 보임)

- 삼두근 운동(잡아당기는 라인과 몸의 각도를 맞추고 팔꿈치는 허리 옆에 고정시킨 상태에서 아래로 잡아당겨 팔 뒷부분의 삼두근 자극)

- 이두근 운동(도르래를 바닥에 두고 반대로 위로 끌어올리면 팔의 앞부분인 이두근 자극)

○월 ○○일	등 운동

- 어시스티드 풀업(턱걸이를 도와주는 운동. 무게를 올릴수록 체중을 그만큼 덜어주어 운동이 쉬워짐)

- 랫 풀다운(양팔로 무게를 끌어내려 등을 자극)

- 로우 로우(가슴 앞에 쥔 무게를 뒤로 끌어당겨 등 근육을 자극)

- 바벨 풀업(10kg 정도 되는 봉을 스쿼트 자세에서 잡고 엉덩이를 뒤로 뺀 상태에서 가슴까지 들어 올림)

○월 ○○일	**하체 운동**
- 이너 사이(다리의 내전근을 키우는 운동. 양다리를 벌렸다가 오므리는 동작 반복) - 5kg 바벨 스쿼트(스쿼트에 중량을 더하는 운동) - 스탠드 업(어깨를 기구에 받치고 몸을 들어 올려 서면서 허벅지 단련) - 핵 슬라이드(누워서 다리를 접었다가 펴면서 근육을 자극) - 레그 컬(앉아서 무게를 싣고 다리를 잡아당겨 종아리 근육을 자극)	
○월 ○○일	**25분 스트레칭 & 어깨운동**
- 어시스티드 풀업 - 리어 플라이 머신 - 언더그립 풀다운	- 숄더 프레스 - 랫 풀다운
○월 ○○일	**줌바 댄스**
○월 ○○일	**다리 운동**
- 이너 사이 - 아웃 사이 - 브이 스쿼트	- 레그 익스텐션 - 핵 슬라이드
○월 ○○일	**가슴 운동**
- 플라이 머신 - 시티드 로우 - 바이셉 컬	- 체스트프레스 - 암 풀다운 - 레그 레이즈
○월 ○○일	**울산 ○○도서관 강의**

○월 ○○일	어깨 운동
- 랫 풀다운 - 숄더 프레스 - 로우 로우	- 어시스트 풀 업 - 리어 플라이머신 - 레그 레이즈
○월 ○○일	25분 스트레칭 & 탁구 수업 & 줌바 댄스

웃음을 참느냐,
오줌을 참느냐

제 직업이 코미디 피디라 그런지 사람을 만나면 자연스레 웃기려는 습관이 있습니다. 오랜 세월 무대 뒤에서 사람들을 웃겨온 직업병이랄까요. 그런데 어느 날 탁구장에서 만난 60대 지인이 그러더군요.

"나이 든 사람 자꾸 웃기시면 안 돼요."

"왜요?"

"요실금 때문에요. 저는 웃을 때 다리를 살짝 꼬고 '오호호호' 웃어요. 혹시 샐까 봐."

그 말을 듣고 한참을 웃었지만 이내 생각이 많아졌습니다. 웃음이 건강의 상징이라지만 어떤 사람에게는 그조차 조심스러운 일이 될 수도 있군요. 요실금은 자신의 의지와 상관없이 소변이 새는 증상인데요. 나이가 들면 흔히 겪게 되지만 단순히 노화 때문이 아니라 근육 약화와 생활 습관이 겹쳐서 생기는 퇴행성 증상이에요.

요실금을 유발하는 몇 가지 요인이 있는데요, 우선 운동 부족으로 골반저근, 복근이 약해지면 방광을 지탱하는 힘이 줄어듭니다. 출산이나 폐경 후 여성들이 골반저근이 늘어나거나 손상되어 요실금이 생기는 경우가 있어요. 그리고 기침을 유발하는 천식, 흡연, 기관지염 등으로 복압이 자주 높아지면 요도 근육이 약해져요. 거기에 비만까지, 복부 지방이 많으면 방광에서 압력이 가해져 증상이 악화됩니다. 웃거나 기침할 때, 무거운 물건을 들 때 배에 힘이 들어가면 소변이 새는 걸 복압성 요실금이라고 합니다.

웃음을 참느냐, 소변을 참느냐? 이거 참 난감한 선택이지요. 하지만 이런 증상이 부끄럽다고 아무에게도 말하지 못한 채 혼자 끙끙 앓기만 하면, 문제는 점점 더 커집니다. 사회 활동이 위축되고 외출이 줄고 결국 활동량이 줄면서 근육이 빠르게 감소합니다. 이럴 때 필요한 건 참는 게 아니라 적극적인 대응입니다.

《근육이 연금보다 강하다》를 쓴 김헌경 저자는 요실금을 개선하고 예방하기 위해 세 가지 방법을 제시합니다.

첫째, 케겔 운동

요도 괄약근 역시 골격근입니다. 즉, 팔이나 다리 근육처럼 단련할 수 있다는 뜻이죠. 케겔 운동은 장소와 시간의 제약 없이 할 수 있는 '비밀스러운 근력 운동'입니다. 지하철에서 자리가 나서 앉으면 등을 등받이에 살짝 기대어 바르게 앉습니다. 허리를 세우고 턱을 살짝 당겨 척추가 일직선이 되게 합니다. 양발은 바닥에 나란히 두고, 다리는 꼬지 않습니다. 이 자세만으로도 골반저근(요도 주변 근육)에 집중하기가 쉬워집니다.

다음으로 근육을 찾습니다. 소변을 보다 중간에 멈추는 느낌 있죠? 바로 그때 사용하는 근육이 케겔 운동의 핵심 근육입니다. 엉덩이와 허벅지를 움직이지 않고 오직 항문과 요도 사이의 근육만 조이도록 의식합니다. 2~3초, 혹은 8~10초 동안 수축과 이완을 반복하며 꾸준히 단련하면 배뇨 조절 능력이 향상됩니다.

케겔 운동은 늘어나거나 손상된 골반저근의 탄력을 회복시켜주는데요, 남성이 케겔 운동을 하면 전립선 주변 근육이 강화되어 배뇨력 향상, 사정 조절력 증가, 발기 지속력 개선에 도움이 됩니다. 특히 전립선 비대증 수술 이후 요실금을 예방하고 성기능 개선에 효과 있다는 점은 의학적으로도 널리 인정받는 사실입니다. 남들이 보기엔 그저 눈을 감고 졸고 있는 거 같지만, 저는 비밀 훈련을 통해 더욱 강한 노인이 되는 중입니다.

둘째, 복부 지방 감소

배에 지방이 많으면 그만큼 방광이 눌려 압력이 높아집니다. 따라서 복부 지방을 줄이면 방광에 가해지는 부담이 줄어들고, 요실금 증상이 눈에 띄게 완화됩니다. 식단과 함께 코어 운동을 평행해야 복부 지방을 줄일 수 있어요.

셋째, 빠른 걷기 연습

걷는 동안 골반저근이 반복적으로 자극되면서 탄력을 되찾습니다. 특히 '빠른 걸음'은 단순한 유산소 운동을 넘어 하체 근육과 골반저근을 함께 강화해줍니다. 단순한 산책보다 조금 숨이 찰 정도로 걷는 습관을 들여보세요.

의학적으로 낙상, 요실금, 보행 장애, 근감소증, 허약을 묶어 '5대 노년 증후군'이라 부릅니다. 이 다섯 가지의 공통된 원인은 단 하나, 근력 저하입니다. 보건소에서 근감소증 판정을 받고 "매일 40분씩 걷는데 왜 그런 거죠?" 하고 반문하는 어르신이 많다고 해요. 걷기는 분명 훌륭한 운동이지만, 한 연구에 따르면 6년 동안 걷기만 한 집단에서도 악력은 11퍼센트, 등 근력은 25퍼센트, 수직점프는 20퍼센트, 심폐 기능은 12퍼센트나 감소했어요. 걷기만으로는 부족합니다. 우리 몸은 일정 강도의 '저항'을 받아야 근육이 유지됩니다. 즉, 근력 운동이 노화의 속도를 늦추는 유일한 해법입니다.

골반저근은 단독으로 작용하지 않고 복부, 허리, 엉덩이 근육과 함께 몸의 코어를 이루는 근육입니다. 따라서 이 부위를 단련하면

    김민식의 내 몸을 바꾸는 평생 루틴

허리와 복부 안정성이 높아져 허리 통증, 디스크 예방에도 효과적입니다. 나이가 들면 근육이 빠르게 줄지만, 골반저근은 우리가 의식적으로 단련할 수 있는 몇 안 되는 내부 근육입니다. 이 근육이 튼튼해야 대소변을 스스로 조절하고, 낙상 위험을 줄이며, '혼자서 생활하는 힘'을 유지할 수 있습니다. 결국 케겔 운동은 노년의 품격을 지켜주는 운동입니다. 노후 대비라 하면 흔히 '돈'을 먼저 떠올리지만, 노후의 진짜 통장 잔고는 근육의 두께에 있습니다. 근육은 금보다 강합니다.

(**김민식의** 건강 루틴)

지하철을 타고 가다 자리가 나면 앉아서 눈을 감고 케겔 운동을 합니다. '나는 지금 이 순간, 더 강한 남자가 되고 있다'고 주문을 외워요.

차인표 푸시업
50개

"피디님은 언제 MBC에 입사하셨어요?"

2024년 11월 말, 점심 자리에서 만난 차인표 배우가 제일 먼저 던진 질문이었습니다.

"1996년에요."

"그런데 왜 저랑 한 번도 못 만났을까요?"

차인표 배우는 1993년 MBC 탤런트 공채로 데뷔했습니다. 그때 신인 탤런트들은 '탤런트실'에서 전화를 받는 일이 많았지요. 가장 반가운 전화는 드라마국 조연출의 호출이었습니다.

"내일 촬영 나가는 〈전원일기〉 팀인데요, 30대 회사원 역 한 분 필요합니다. 탤런트실에서 섭외 가능할까요?"

  김민식의 내 몸을 바꾸는 평생 루틴

개인 휴대전화도 흔치 않던 시절이라 일이 없는 배우는 탤런트 실에서 대기하다가 전화를 받으면 곧장 촬영장으로 달려갔습니다.

저는 1996년에 MBC 피디로 입사했습니다. 당시엔 예능국, 드라마국, 교양국을 따로 뽑지 않고 'TV 피디'로 선발한 뒤, 수습 6개월 동안 세 부서를 모두 돌며 경험하도록 했습니다. 이후 희망 분야를 선택하는데, 저는 수습 시절 만난 예능국 선배들의 유쾌하고 건강한 에너지에 끌려 예능 피디의 길을 택했지요. 그러다 마흔 즈음, 시트콤 장르가 사라지면서 사내 공모를 통해 드라마 피디로 옮겼습니다. 그 무렵에는 차인표 배우가 이미 톱스타가 된 뒤라 직접 만날 기회가 없었지요. 아이러니하게도 우리의 인연은 드라마가 아니라 책으로 이어집니다.

2021년, 어느 출판사에서 연락이 왔습니다. 차인표 배우의 소설을 출간하는데 추천사를 써줄 수 있겠냐는 제안이었지요. '차인표 배우가 소설도 쓴다고?' 호기심에 책을 펼쳤습니다. 1930년대 백두산 호랑이 마을에서 나고 자란 순이, 호랑이 사냥꾼 용이, 일본군 장교 가즈오의 엇갈린 인연이 굴러가며, 일본군 '위안부' 문제를 응시하되 '사랑, 용서, 화해'라는 주제를 묵직하게 밀고 나가는 이야기였습니다. 잘생기고 멋있고 연기를 잘하는데, 소설까지 잘 쓰다니⋯ 이건 반칙 아닌가요? 추천사는 이렇게 썼어요.

"배우의 일은 대본 속 인물의 아픔을 사실적으로 표현하는 것이고, 작가의 소명은 시대의 아픔에 공명하는 것이다.《언젠가 우리가 같은 별을 바라본다면》은 치유되지 못한 상처를 가진 사람들을 너른 품으로 안아 조곤조곤 이야기로 풀어낸다. 배우 차인표가 쓴 책을 읽다가 작가 차인표를 만났다. 놀라웠다. 용서를 빌지 않는 상대를 어떻게 용서할 것인가…… 저자가 건넨 화두가 오래도록 마음을 흔든다. 나를 아프게 한 타인을 평생 원망만 하고 살기엔 내 인생이 너무 소중하다. 애틋한 사랑 이야기와 통쾌한 활극의 만남 또한 인상적이다. 언젠가는 영화로도 만나고 싶은 작품이다.”

차인표 씨의 소설《언젠가 우리가 같은 별을 바라본다면》을 읽으며 저는 새삼 깨달았습니다. 우리는 고난과 시련에서 다시 일어나는 데 특화된 민족이구나! 불과 백 년 전 식민지와 전쟁의 참화를 겪고 가난한 나라 중 하나였는데, 이제는 세계 경제 10대 선진국의 반열에 올랐어요. 힘든 시절을 잘 견딘 덕분이지요. 차인표 배우는 어떻게 이런 시대의 아픔을 이토록 생생한 언어로 표현할 수 있었을까요? 제 짐작에는 배우라는 직업이 가진 속성도 영향을 미쳤을 거 같아요. 드라마 피디 시절, 신인 배우들을 만나면 이런 말을 자주 했습니다.

“배우가 주로 하는 일은 기다림입니다. 그래서 한가할 때 잘 기다릴 줄 알아야 해요.”

　　　　　　김민식의 내 몸을 바꾸는 평생 루틴

배우는 캐스팅 제안을 기다리고, 오디션 결과를 기다리고, 대본을 기다리고, 촬영장 세팅이 끝나길 기다립니다. 아무리 기다려도 좋은 배역이 오지 않으면 지쳐요. 기다리다 지치면 권태를 달래려 자극을 찾게 되는데, 조심해야 합니다. 쾌락만 쫓는 자극은 자칫 중독으로 이어질 수 있거든요. 그래서 배우의 진짜 실력은 잘 기다리는 것입니다. 일도 중요하지만, 반드시 건강한 취미를 만들어 몸도 마음도 단단하게 가꿔야 합니다. 좋아하는 일이 있어야 기다림 속에서 소진되지 않거든요.

비단 배우에게만 해당하는 이야기가 아닙니다. 드라마 피디 역시 늘 기다립니다. 회사에서 일할 기회를 주기를 기다려야 하고요. 편성 확정을 기다리고, 작가의 대본을 기다리고, 배우의 출연 승낙을 기다립니다. 특히 저는 회사에서 힘든 시간을 겪으며 5년 이상 연출 기회를 기다려야 했습니다. '이 긴 고난의 행군은 언제나 끝날까?' 그 시절을 버틸 수 있었던 건 독서, 걷기, 글쓰기라는 루틴 덕분입니다.

소설을 읽고 저는 작가 차인표에게 완전히 반해버렸어요. 좋아하는 저자가 생기면 저는 북토크를 찾아다닙니다. '저렇게 멋지게 사는 비결은 뭘까?'를 배우고 싶어서요. 동네 도서관에서 차인표 작가 강연회 소식을 보고 달려갔지요. 강연에서 미국 유학 시절 이야기를 했는데요, 생활비를 벌려고 식당에서 아르바이트를 하던 중 우람한 흑인 주방장을 보고 물었답니다.

그 말을 듣고 차인표 배우는 아침에 일어나 침대 옆에서, 공강 시간 빈 강의실에서, 식당 뒷골목에 쓰레기 버리러 나갔다 오는 길에도 틈만 나면 푸시업을 했어요. 그렇게 1년을 했더니 우람한 가슴 근육이 생겼답니다.

푸시업은 제가 여러 번 도전했다가 번번이 실패한 근력 운동입니다. 상체 근력이 약한 데다 탁구를 치다 회전근개를 다친 적이 있어 푸시업만 하면 어깨가 욱신거립니다. 그래도 차인표 작가의 탄탄한 몸매를 보니 '나도 해보자'는 마음이 들었습니다. 물론 차인표의 20대와 김민식의 50대는 다르지요. 저는 2500개 대신 하루 100개를 목표로 삼았습니다. 어깨 부담을 줄이려고 무릎을 바닥에 대고, 한 번에 10개씩 5세트로 나눠 했습니다.

새 루틴을 만들 때 저는 구글 캘린더에 일정을 넣고 알람을 설정합니다. 이를테면 오전 6시에 '푸시업' 알람이 울리면 바로 팔굽혀펴기를 시작합니다. 알람을 반복 설정해두면 매일 같은 시간에 알람이 울려요. 그런 다음, 푸시업을 실행한 날에는 그날의 성과를 메모장에 기록합니다.

"차인표 푸시업 50개"

그냥 '푸시업 50개'라고 적으면 곧 흐지부지될 것 같아서요. 오래오래 지속할 루틴에 멋진 이름을 붙여보았어요. 차인표 푸시업. '나도 언젠가는 차인표 같은 몸짱이 될 거야' 그 결연한 의지를 담은 작명이지요. 밤에 잠들기 전에도 50개를 합니다. 그렇게 하루 100개. 이것이 제 아침 근력 운동의 시작이었어요. 근육을 키우기 위해 피티를 등록하고 헬스클럽에 다니는 것도 좋은데요, 무엇보다 중요한 건 혼자서 매일 집에서 할 수 있는 근력 운동 루틴을 만드는 것입니다.

───────── (**김민식의** 건강 루틴) ─────────

아침에 집에서 간단하게 할 수 있는 근력 운동으로 '차인표 푸시업 50개'를 합니다. 팔굽혀펴기가 어렵다면 무릎을 매트에 내거나, 벽에 손을 짚고 해도 좋아요. 자극을 낮춘 대신 횟수를 늘려 자신에게 맞는 운동 강도를 찾아봅니다.

틈만 나면
슈퍼 스쿼트

어릴 적 저는 하고 싶은 일도 잘하는 것도 없는 아이였어요. 그런데 책을 읽다 보니 하고 싶은 것들이 늘어나고, 그것을 잘하려면 어떻게 해야 하는지도 책에서 배울 수 있더군요. 한 권이 다음 권을 불러오듯 꼬리에 꼬리를 물고 읽다 보니 요즘은 하고 싶은 일이 너무 많습니다. 다 하려면 오래, 건강하게 살아야겠지요. 노후에도 활동적으로 살려면 무엇을 하면 좋을까. 딱 한 가지면 된다고 말하는 책이 있습니다. 고바야시 히로유키小林弘幸 저자의《죽기 전까지 걷고 싶다면 스쿼트를 하라死ぬまで歩くにはスクワットだけすればいい》입니다.

저자는 의사입니다. 환자 치료에 매달리다 보니 정작 자신의 건강을 챙길 틈이 없었죠. 어느 날 갑자기 쿨럭쿨럭 기침이 멎지 않아

 김민식의 내 몸을 바꾸는 평생 루틴

숨 쉬기도 버거워졌고 심지어 복근에 내출혈까지 생겼습니다. '왜 이러지? 천식인가?' 하고 약을 이것저것 챙겨 먹었지만 기침이 멎기는커녕 숨이 멎을 듯한 공포가 엄습했죠. 진단명은 '급성 후두개염'. 성대 윗부분의 후두개에 생긴 감염증이었고 심하게 붓게 되면 기도를 막아 질식할 수도 있어요. 간신히 고비를 넘기고 나니 자연스럽게 숨 쉬는 일이 얼마나 큰 행복인지, 매일 아침 눈을 뜰 수 있다는 것이 얼마나 감사한지 뼈저리게 깨달았어요.

'이렇게 얻은 하루를 멍하니 흘려보내선 안 된다' 마음먹고 운동을 시작했지만 아직 기력이 없어서 제일 먼저 시도한 게 계단을 올라가는 거였어요. 처음엔 2층만 올라가도 숨이 차고, 허벅지가 말을 듣지 않아 계단 턱에 발이 걸리기 일쑤였죠. 그래도 포기하지 않고 계속 오르다 보니 조금씩 수월해졌고, 그때 이런 생각이 들었습니다.

'뭐야, 아직 할 수 있잖아.'

꾸준히 몸을 움직일수록 하체에 힘이 붙고, 어제 못 한 일을 오늘 해내는 자신이 대견해 기분이 좋아졌습니다. 의사로서 하체 근력이 삶의 질을 좌우한다는 걸 잘 알기에 '어떻게 효율적으로 단련할까'를 고민했고, 그렇게 해서 찾은 답은 스쿼트이었습니다.

'스쿼트? 너무 새삼스러운 거 아닌가? 하체 강화가 전부 아닌가?' 싶지만 스쿼트는 하체 근육 단련을 넘어 면역력 향상, 치매 예방, 요실금 방지, 변비 개선, 기분 전환까지 폭넓은 효과를 보입니다. 나이가 들수록 나빠지는 게 세 가지가 있어요. 근력 저하, 혈액순환

악화, 자율신경 불균형. 스쿼트 하나로 셋을 다 해결할 수 있습니다.

첫째, 전신 근육 단련

쪼그려 앉는 동작을 반복하는 스쿼트는 대퇴사두근은 물론, 장 운동을 돕는 '장 근육', 변을 지켜주는 '항문괄약근', 소변을 잡아주는 '골반저근' 등 평소 의식하지 않는 근육까지 고루 자극해 몸속까지 건강하게 만듭니다.

둘째, 혈액순환 촉진

산소와 영양을 실어 나르는 혈류가 살아나면 치매, 심장질환, 뇌질환 위험 감소, 동맥경화와 당뇨, 골다공증 예방, 면역력 증진, 목과 어깨 결림 개선, 피부 탄력 유지 등 다채로운 이득이 따라옵니다. 읽기만 해도 숨이 찰 만큼 많지요. 우리 몸은 피만 잘 돌아도 노화와 질병을 예방할 수 있습니다.

셋째, 자율신경의 균형 회복

과격한 운동은 오히려 균형을 깨뜨릴 수 있지만, 스쿼트는 호흡을 가다듬으며 천천히 실행할 수 있어 부교감신경을 활성화하는 데 유리합니다. 마음이 안정되니 사소한 일에 덜 예민해지고, 매일을 더 밝은 얼굴로 보낼 수 있습니다.

     김민식의 내 몸을 바꾸는 평생 루틴

"운동하면 피곤해서 싫다"는 분들도 있습니다. 그러나 적당한 피로, 즉 몸에 주는 작은 스트레스는 오히려 건강에 이롭습니다. 문제는 현대인이 늘 마음만 지치고 몸은 지치지 않는 상태에 놓인다는 것입니다. 하루 종일 머리를 쓰고 인간관계에 시달리지만, 차를 타고 일터와 집을 오가며 몸은 거의 쓰지 않죠. 이 괴리를 막는 방법은 몸과 마음의 피로도를 맞추는 것인데요, 마음의 스트레스를 완전히 없앨 수 없다면, 근력 운동으로 몸의 피로를 적절히 올려 균형을 맞추는 편이 낫습니다. 시간과 장소 구애 없이 부담 없이 할 수 있는 최고의 근육 운동이 바로 스쿼트입니다. 몸을 아낀다는 건 쉽게만 하는 게 아니라, 본래의 기능을 충분히 발휘하도록 만들고 유지하는 일입니다. 자, 그렇다면 이 좋은 스쿼트, 어떻게 할까요?

첫째, 눈뜨자마자

아침 햇볕을 받으며 스쿼트를 합니다. 커튼을 열고 햇살을 마주하면 세포에 새겨진 '시계 유전자'가 깨어납니다.

둘째, 기분 좋은 음악에 맞춰

음악은 뇌에 쾌감을 주어 부교감신경을 살리고 스쿼트의 효과를 높여줍니다.

셋째, 웃는 얼굴로

저는 스쿼트를 할 때 전신거울을 보며 자세를 체크합니다. 표정도 자세만큼 중요합니다. 찡그리지 말고 입꼬리를 살짝 올려보세요. 그것만으로도 부교감신경이 활성화됩니다.

넷째, 기본자세를 유지하며

제가 트레이너에게 배운 기본 스쿼트 요령은 이렇습니다. 발은 어깨너비보다 약간 넓게, 발끝은 사선으로 바깥을 향하게 둡니다. 고관절부터 접어 엉덩이를 뒤로 빼며 내려갑니다. 이때 척추 중립을 유지하는 게 핵심. 숨은 내려갈 때 들이쉬고 올라올 때 내쉽니다. 천천히 할수록 근력 자극은 깊어집니다.

어떤 트레이너는 피티 수업 한 시간 내내 스쿼트만 시키기도 합니다. 한 번에 많이, 집중해서 자극을 주는 것도 좋은 방법이거든요. 하지만 쉽지 않죠. 신나는 노래 한 곡이 끝날 때까지 쉬지 않고 스쿼트를 하는 것은 도전해볼만 합니다. 도서관에서 원고 작업할 때, 50분 일한 후 휴게실로 나가 벽에 손을 대고 스탠딩 푸시업 20회, 다시 20분 뒤엔 스쿼트 50회를 합니다. 양손을 맞잡고 내려갔다 올라오며 횟수를 셉니다. 열 번이 차면 오른손 엄지를 접고, 또 열 번이 차면 왼손 엄지를 접습니다. 서른 번이면 오른손 엄지를 펴고, 마흔 번째엔 왼손 엄지를 펴지요. 양손 엄지가 모두 펴진 상태에서 열

  김민식의 내 몸을 바꾸는 평생 루틴

번을 더하면 50회. 저는 이걸 '슈퍼 스쿼트'라 이름 붙여 아침에 눈 뜨면 1세트, 낮에도 틈날 때마다 합니다. 누구나, 언제 어디서나, 간단히 할 수 있는 근력 운동이 바로 스쿼트니까요.

아침에 일어나서 스트레칭을 한 다음 햇볕을 쬐며 '슈퍼 스쿼트'를 합니다. 일과 시간 내내 틈나는 대로 스탠딩 푸시업 20회와 함께 '슈퍼 스쿼트' 1세트를 합니다.

잘하려고 하지 말고
오래오래 즐기자

'행복은 기쁨의 강도가 아니라 빈도다'라는 말이 있지요. 기쁨의 빈도가 무척 높은 운동이 바로 탁구입니다. 일단 아무 때나 할 수 있어요. 비가 오나 눈이 오나, 더우나 추우나 언제든 할 수 있어요. 게다가 남녀노소 누구나 함께할 수 있는 운동입니다. 탁구장에는 70대, 80대에도 젊은이 못지않게 날렵한 분들이 계십니다. 탁구는요, 나이 팔십에도 즐길 수 있는 구기 종목입니다. 한국 탁구의 최연소 대표팀 기록을 갖고 있는 신유빈 선수가 열일곱 살 때 1963년생 니샤롄과 공식 대회에서 승부를 겨뤘어요. 두 선수의 나이 차이가 41살인데요, 나이 육십에도 올림픽 대표 선수로 출전하는 게 탁구의 세계입니다.

     김민식의 내 몸을 바꾸는 평생 루틴

탁구장의 70대 회원들을 보며 노년의 희망을 새롭게 발견했어요. 노후 대비 중 하나는 즐겁게 사는 노인의 모습을 곁에서 지켜보며 나도 그렇게 살고 싶다고 다짐하는 일이 아닐까요? '나도 열심히 운동해서 저 나이에 추우나 더우나, 비가 오나 눈이 오나, 매일 재미나게 운동을 하며 살아야겠다'고 결심하고 나이 오십에 탁구에 입문했어요. 회사 다닐 때는 동네 문화센터에서 퇴근 후 8시 수업을 들었는데요, 명퇴하고 나니 종일 할 수 있어 좋더군요. 기나긴 노후, 무엇을 할까? 생활 체육 활동을 시작해도 좋아요.

40~50대가 즐겨 하는 운동에는 탁구 외에도 여러 가지가 있습니다. 배드민턴, 조기축구, 줌바 댄스, 골프, 요즘은 파크골프까지. 공통점은 딱 하나입니다.

'즐겁다 보니, 오래간다.'

운동도 결국은 꾸준함의 예술입니다. 몸에 좋은 운동도 즐겁지 않으면 오래 못 갑니다. 반면, 약간의 땀과 함께 웃음이 동반되는 운동은 꾸준함으로 이어지지요.

배드민턴이 좋은 예입니다. 라켓 하나 들고 동네 뒷산이나 아파트 놀이터 옆 공터로 가면 됩니다. "탁!" 하는 셔틀콕 소리에 스트레스가 날아가고, 파트너와의 호흡에 따라 몰입의 즐거움이 생겨요. 순간순간 점프하고 뛰며 땀을 흘리다 보면, 그 짧은 1시간이 삶의 리셋 버튼이 됩니다.

조기축구는 중년의 사회적 연결망을 유지하는 데 큰 도움이 됩니다. 주말 새벽, 아직 도시가 잠든 시간에 나와 운동장을 달리는 사람들. 다들 각자의 일상에서는 상사이자 아빠이자 남편이지만, 운동장에서는 오직 '팀원'이 됩니다. 공 하나로 함께 웃고 넘어지고 일어나며, 서로를 응원하는 그 시간은 중년의 우정을 단단히 지켜줍니다.

줌바 댄스는 이름 탓에 아줌마들이 추는 춤이라는 오해를 받는데요. 원래 이름이 영어로 'Zumba Dance'입니다. 남자가 해도 참 좋은 운동이에요. 음악에 맞춰 몸을 흔들다 보면 어느새 하루의 피로가 사라집니다. 리듬감 있는 동작 속에서 심박이 오르고 거울 속 자신에게 미소 짓게 됩니다. 언젠가 전국의 오일장이나 마을 축제에서 공연하는 남성 줌바 댄스 크루를 만드는 게 꿈입니다. 이름은 벌써 생각해뒀어요. '줌바하는 품바들.' 나이 들수록 무겁고 진지해지는 마음에는 리듬과 웃음을 선물하는 운동이 제격인데요, 그럴 때 줌바 댄스만 한 게 없습니다.

골프, 특히 파크골프는 인생 2막의 대표 스포츠입니다. 예전에는 '은퇴하면 할 운동'이라 여겼지만, 요즘은 40대부터 즐기는 사람이 많습니다. 걷고 스윙하고 대화하며 하루를 보냅니다. 탁구나 배드민턴처럼 격렬하지 않지만, 적당한 경쟁심과 성취감을 줍니다. 무엇보다 공이 잘 맞는 날의 쾌감은 그 어떤 일상의 피로도 날려버리죠.

탁구든 배드민턴이든, 조기축구든 파크골프든, 생활 체육은 엘리트 스포츠와는 다릅니다. 이 운동들의 공통점은 '잘하려고 시작하지 않는다'는 데 있습니다. 그냥 즐기려고, 친구 만나려고, 건강을 위

     김민식의 내 몸을 바꾸는 평생 루틴

해 시작한 일들이 어느새 삶의 중심 루틴이 됩니다.

물론 운동이 독이 되는 경우도 있어요. 허리가 아파 시작한 요가가 디스크탈출증을 불러오기도 하고, 어깨나 무릎 통증을 완화하려고 매일 반복한 운동이 관절을 더 망가뜨리기도 합니다. 더 안타까운 것은, 운동만 꾸준히 했더라면 나을 수 있는 병을 방치하다가 결국 수술까지 가는 경우입니다.《백년 쓰는 관절 리모델링》을 쓴 저자는 김준배 정형외과 전문의입니다. 그는 무릎 통증을 호소하며 찾아온 환자에게 묻습니다.

"환자분, 무릎을 치료하기 위한 방법에는 약, 주사, 운동이 있습니다. 어떤 치료가 가장 중요하다고 생각하시나요?"

환자는 잠시 생각하다 대답합니다.

"첫 번째는 주사, 두 번째는 약, 세 번째는 운동이 아닐까요?"

병원에 왔으니 이 순서로 답하는 게 틀린 건 아니지요. 그런데 김준배 선생님은 정형외과 질환을 치료하는 데 가장 중요한 것은 '운동'이라고 강조합니다. 현대의학이 발달하면서 주사나 시술, 수술에 점점 더 많이 의존하는 경향이 커지고 있어요. 하지만 정작 환자에게 진짜 필요한 것은 기능 회복 운동과 생활 습관 교정입니다. 내 몸은 100년 동안 써야 할 소중한 도구이니, 잘 관리해서 오래오래 잘 사용하려면 내 몸을 이해하는 게 중요합니다. 왜 내가 아픈지, 어떤 치료를 받아야 하는지, 어떻게 관리해야 하는지를 스스로 알아야 합니다.

저는 대학원 시절 "아령 운동할 때 숨을 잘못 쉬면 늑막염에 걸린다"는 말을 듣고 덜컥 겁이 나 운동을 그만둔 적이 있습니다. 알고 보니 전혀 근거 없는 이야기였습니다. 운동을 할 때 우리의 선입견이나 근거 없는 속설에 휘둘리면 안 됩니다.

많은 분이 공원에서 뒤로 걷는 운동을 합니다. 그런데 연구 결과, 앞으로 걷는 것과 뒤로 걷는 것은 근육과 관절 사용이 크게 다르지 않다고 합니다. 효과는 비슷하지만 뒤로 걷기는 넘어질 위험이 훨씬 커요. 넘어져서 뒤통수를 다치면 뇌출혈 같은 큰 사고로 이어질 수 있으니, 그냥 앞만 보고 씩씩하게 걷는 게 더 안전하고 효과적입니다.

트레드밀에서 걷는 것은 어떨까요? 지면에서 걷는 것과 효과는 거의 같지만 트레드밀은 충격 흡수 장치가 있어 무릎에 부담을 덜 줍니다. 무릎이 약한 사람은 트레드밀 걷기가 낫습니다. 만약 트레드밀도 힘들다면 실내 자전거가 좋은 대안이 될 수 있습니다. 단, 허리를 굽히는 자세는 피해야 합니다. 허리에 무리가 가므로 허리를 세우고 탈 수 있는 자전거가 적합합니다. 저 역시 예전에는 속도를 즐기며 자전거를 탔지만, 이제는 허리를 꼿꼿이 세우고 천천히 달립니다. 남들보다 빠를 필요는 없습니다. 오래, 안전하게 타는 것이 더 중요해졌으니까요.

요가나 필라테스를 하다 허리 통증을 호소하며 병원을 찾는 분들도 많습니다. 모든 동작이 나쁘다는 게 아니라, 디스크 환자에게 특정 동작이 해가 될 수 있다는 것입니다. 결국 중요한 것은 무작정 따라 하지 말고 자신의 상태에 맞게 조절하는 것입니다.

근력 운동을 할 때는 '반복 최대repetition maximum'와 '반복 불능muscular failure'을 알아야 합니다. 반복 최대는 바른 자세를 유지한 채 반복할 수 있는 최대 무게나 저항이고, 반복 불능은 그 이후 더는 정확하게 반복할 수 없는 지점을 뜻합니다. 중요한 것은 무겁게 들기보다 바른 자세를 유지하며 안전하게 반복하는 것입니다. 연구에 따르면, 무거운 기구로 10회 운동하는 것이나 가벼운 기구로 20회 운동하는 것이나 효과는 비슷합니다. 그러니 무리하지 않고 가벼운 무게로 반복 횟수를 늘리는 것이 훨씬 안전하고 효과적입니다.

홈트레이닝을 할 때도 마찬가지입니다. 푸시업이나 스쿼트를 하다 자세가 무너지기 직전까지만 하고 멈춰야 합니다. 억지로 한계까지 가면 부상을 당하기 쉽습니다. 젊은이들의 운동법과 나이 든 이들의 운동법은 달라야 합니다. 백세 시대, 중요한 것은 오래오래, 다치지 않고 운동을 즐기는 것입니다.

(**김민식의** 건강 루틴)

나이 칠십이 넘어서도 하고 싶은 생활 체육 종목을 찾아 육십 세 전에 미리 배웁니다. 노후에 즐길 수 있는 운동을 한 살이라도 젊을 때 익히는 것 또한 최고의 노후 대비입니다.

새벽 5시에서 6시 사이에 눈을 뜹니다. 미지근한 물 한 잔을 천천히 들이켜 몸을 깨웁니다. 거실 바닥에 매트를 펼치는 순간, 나만의 홈트레이닝 헬스클럽이 생기지요. 먼저 준비 운동. 유튜브에서 '힙으뜸의 10분 스트레칭' 영상을 틀고 따라 합니다. 밤새 굳어진 몸의 다양한 부위를 하나씩 풀어줍니다. 목, 어깨, 허리, 고관절… 잠든 근육들이 서서히 깨어납니다. 10분간 스트레칭을 마친 후에는 매트에 가부좌를 틀고 앉아 10분간 긍정 확언 명상을 합니다.

명상을 마치면 다시 매트 위에서 슈퍼 스쿼트(50회), 차인표 푸시업(팔굽혀펴기 50회), 플랭크(50회)를 하고 호흡을 합니다. 심장이 뛰며 더운 피를 온몸으로 보내면 온몸이 후끈 달아오릅니다. 이렇게 3종 세트를 끝내면 비로소 내 하루가 본격적으로 시작됩니다. 운동 후 준비한 아침 식사를 하며 몸에 들어갈 균형 잡힌 영양을 챙깁니다.

오전 일과를 위해 도서관에 갈 때는 자전거를 탑니다. 바람을 가르며 달리는 10여 분의 거리에서 짧은 유산소 효과를 얻고, 도서관에 도착하면 바로 책을 펼치거나 원고 작업에 들어갑니다. 책상에 오래 앉아 있으면 몸이 금세 굳어버리기 때문에 10분에 한 번씩 고개를 들고 목과 어깨를 돌려 긴장을 풉니다. 50분에 한 번씩은 열람실 밖 복도 끝 구석으로 가서 조용히 슈퍼 스쿼트를 하거나 벽을 짚고 스탠딩 푸시업을 합니다.

강의가 있는 날에는 대중교통을 이용해 이동합니다. 전철역까지는 도보 10분. 10분을 걸어도 그냥 걷지 않고, 가능한 한 보폭을 크게 하체에 힘을 주고 팔을 뒤쪽으로 밀며 동작을 크게 합니다. 전철역에서 에스컬레이터 대신 계단을 이용하되 사람이 많지 않을 땐 두 칸씩 오르며 자연스럽게 하체 근력 운동을 합니다.

쉬는 날에는 유산소 운동과 근력 운동을 하루하루 번갈아 합니다. 유산소 운동을 하는 날에는 동네 공원으로 가 30분 정도 슬로 조깅을 합니다. 동네 뒷산에 오르는 날에는 1시간 정도 빠른 걸음으로 산책하며 사계절의 변화를 온몸으로 느껴봅니다. 시간이 넉넉한 날에는 자전거를 타고 한강을 따라 달리며 바람과 햇볕을 흠뻑 받기도 합니다.

낮에 일정이 많아 바쁘면 저녁에 헬스클럽으로 가 무료 그룹 프로그램인 줌바 댄스에 참여합니다. 흥겨운 음악에 따라 다양한 춤을 따라 하면 1시간이 금세 지나고 온몸이 땀으로 젖습니다. 춤을 좋아하는 제게는 취미이자 최고의 유산소 운동입니다.

근력 운동은 전문 트레이너에게 피티를 받아 체계적으로 배웁니다. 혹시나 잘못된 자세로 운동하고 있지는 않은지, 1년에 한 번씩 두세 달은 피티를 받고요, 나머지 기간에는 피티를 받을 때 기록한 메모를 보며 기구, 중량, 횟수를 똑같이 혼자 반복합니다.

지방 출장이나 해외여행으로 헬스클럽에 갈 수 없더라도 운동은 빼먹지 않아요. 탄력 밴드를 이용하거나 홈트레이닝 영상을 보며 따라 합니다. 장기 여행을 떠나기 전에는 트레이너에게 미리 맨몸 근력 운동을 배워둡니다. 스쿼트, 런지, 힙 브리지로 하체 운동을 하고, 의자를 앞으로 잡고 푸시업, 뒤로 잡고 트라이셉 딥으로 상체 운동, 플랭크와 데드 버그로 코어 운동을 합니다.

3부

잘 자야
잘 산다

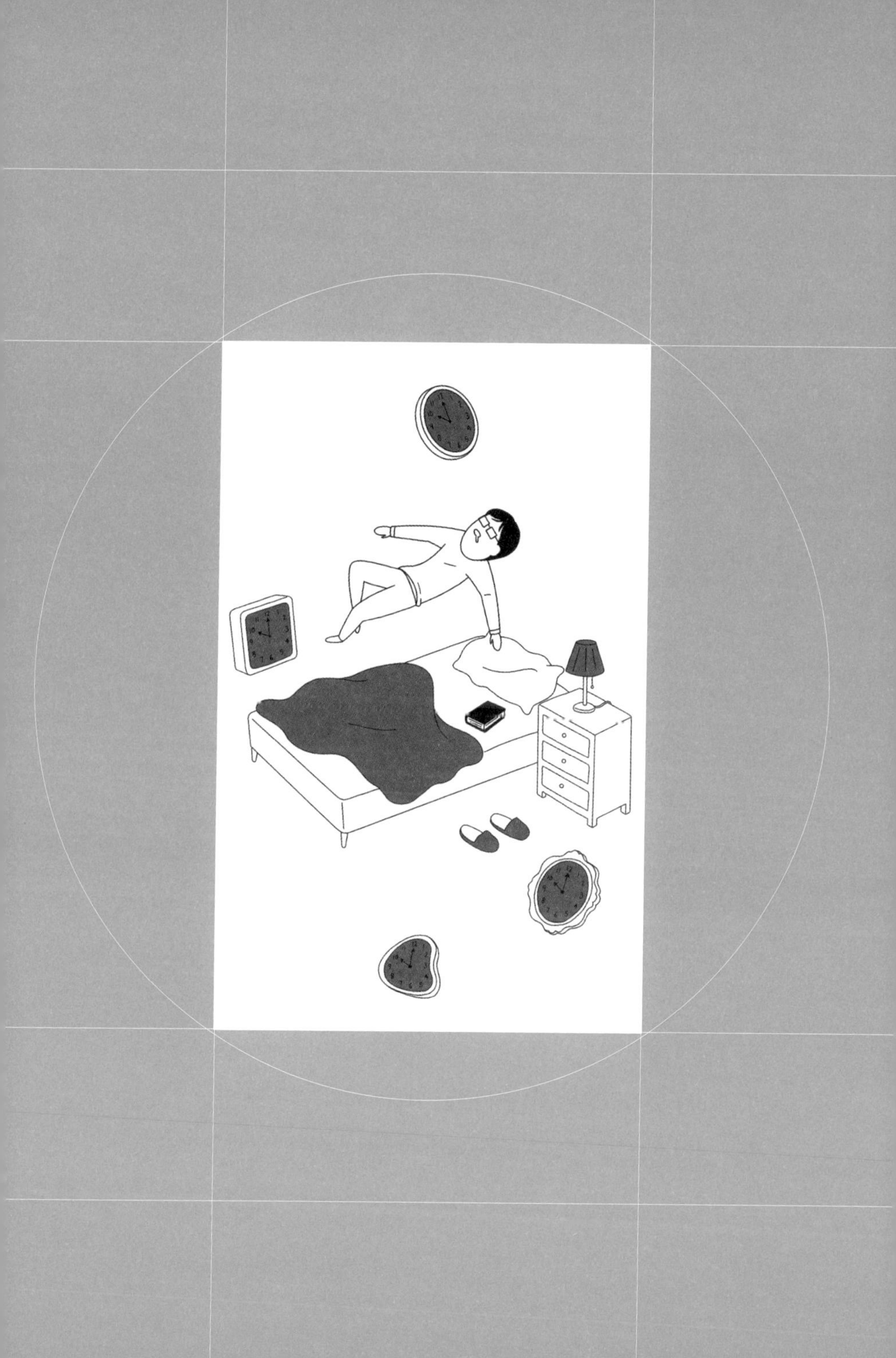

수면을 줄인 게 아니라 수명을 줄인다

　대학교 3학년 때 야학 교사로 일한 적이 있어요. 종로외국어학원에서 수업이 없는 일요일이면, 야학을 할 수 있게 강의실을 열어 주곤 했어요. 남들 다 쉬는 일요일 새벽 6시, 어학원에는 수많은 사람들이 길게 줄을 서 있었어요. 바로 영어 교육계의 전설 이익훈 선생님의 'AP 5분 뉴스' 무료 강좌를 듣기 위해서였지요. 선생님은 1983년에 연중무휴 주말 강의를 시작하고 지병으로 세상을 떠나기 전까지, 20년이 넘도록 출장을 갔을 때를 제외하곤 매주 주말에 아침 강단에 섰습니다. 야학 교사로 강의실을 빌려 쓰는 동안 선생님의 열정과 부지런함에 감탄이 절로 나왔습니다. 그런데 비교적 이른 나이인 62세에 암으로 돌아가셨다는 소식을 듣고 참 황망했어요. 아직 하고 싶은 게 많으셨을 텐데, 너무 일찍 떠나셔서 안타까웠지요.

1세대 크리에이터로 유튜브 초기 시장을 개척한 대도서관이 최근 47세라는 젊은 나이에 뇌출혈로 갑자기 세상을 떠나 큰 충격을 주었는데요, 그는 과거 한 인터뷰에서 "밤을 새우다시피 편집하며 하루 2~3시간만 자던 시절이 있었다"고 말했어요. 당대 최고의 크리에이터가 된 후로도 여전히 잠을 쫓아가며 치열하게 콘텐츠를 만들었고, 그것이 그의 건강을 좀먹고 있었다는 게 참으로 가슴 아파요. 콘텐츠 분야에서 일하는 사람들의 과로 구조가 얼마나 위험한 것인지 새삼 저 자신을 돌아보게 됩니다.

수면 문제로 인한 사망 위험은 'U'자형 곡선을 이룹니다. 130만 명을 대상으로 한 대규모 역학조사에 따르면 하루 6시간 미만으로 잠을 자는 사람은 6~8시간 자는 사람에 비해 조기 사망 위험이 12퍼센트나 높았습니다. 반대로 9시간 이상 과도하게 자는 사람도 사망 위험이 30퍼센트 증가했지요. 국내에서도 5시간 이하 수면 시 사망 위험이 15~21퍼센트 높아진다는 연구 결과가 있어요. 충분히 잠을 못 자면서 동시에 과로를 하면 정말 치명적입니다. 유명 베이커리 '런던 베이글 뮤지엄'에서 일하던 20대 노동자가 주 80시간에 가까운 노동에 시달리다 숨진 일도 있고, 쿠팡의 배송사에서 밤샘 로켓배송을 하며 주 78시간을 일하다 사망한 40대 노동자도 있습니다. 꽃다운 청춘도 40대 가장도 젊음을 무기로 수면 시간을 줄이면서 생산성을 높였을 겁니다.

　우리나라 사람들은 원체 부지런하고 성실해요. 개인들은 회사의 요구에 맞추려고, 자신의 목표를 달성하려고 무리합니다. 열정을 불사르는 것은 여전히 미덕이니까요. 드라마 촬영을 할 때 저도 하루 2~3시간 자고 일하는 게 다반사였지요. 자정을 넘겨 새벽 2시에 들어가 겨우 3시간 남짓 잤는데, 새벽 6시에 맞춰둔 알람이 울립니다. 머리가 쪼개질 듯 아파요. '더 자야 해, 이러다 너 죽어!' 두통이 제게 그렇게 외치는 것 같았어요. 하지만 방송 마감을 지켜야 하니까 꾸역꾸역 일어났지요. 건강보다 마감이 더 소중했어요. '건강을 잃으면 마감도 없다'는 말 같은 건 귀에 들리지도 않았어요. 쏟아지는 잠을 쫓으려고 저녁에 평소 마시지 않는 커피를 마십니다. 커피의 쓴맛을 싫어해서 달달한 아이스카페모카를 마셨어요. 혈당이 치솟았어요. 결국 마감을 지켰고 목숨을 부지했지만 제 몸에는 내장비만과 지방간이 생겼습니다.

　2021년 세계보건기구^{WHO}와 국제노동기구^{ILO}는 주 55시간 이상의 노동이 뇌졸중 위험을 35퍼센트, 심장질환 사망 위험을 17퍼센트 높인다는 공동연구 결과를 발표한 적 있어요. 한 해 동안 전 세계에서 무려 74만 5000명이 장시간 노동으로 목숨을 잃었습니다. 장시간 노동으로 인한 스트레스 호르몬의 분비가 심혈관 시스템을 지속적으로 손상시킵니다. 수면 부족, 운동 부족에 시달리면서 인스턴트 음식, 음주, 흡연 등의 나쁜 습관에 의존하면 그 부작용이 축적되다가 소리 없이 카운트다운을 시작합니다.

인간의 몸은 기계와 달리 반드시 회복 시간이 필요합니다. 경쟁 사회에서 살아남기 위해 사람들은 수면을 가장 먼저 포기할 수 있는 비용으로 여깁니다. 더 이상 적정 수면 시간을 개인의 의지에만 맡겨두면 안 됩니다. 주 52시간제가 도입되고 11시간 휴식권이 정착되면서 생방송 드라마의 시대가 끝났습니다. 특히 한 촬영이 끝나고 다음 촬영이 시작되기까지 최소 11시간의 휴식을 법적으로 보장하면서 최소 7시간은 침대에서 잘 수 있게 된 것이죠. 놀랍게도 이런 변화는 드라마 제작 방식이 100퍼센트 사전 제작 또는 반사전 제작으로 바뀌어 배우와 스태프의 피로도가 줄었고, 이는 곧 현장에서 안전사고가 감소하고 작품의 완성도도 높이는 시너지를 일으켰습니다.

은퇴 후에는 더 이상 기상 시간에 알람을 맞추지 않아요. 그냥 푹 자고 일어나고 싶을 때 일어나는데요, 신기하게 알람을 맞추지 않아도 대개 새벽 5시에서 6시 사이에 절로 눈이 떠집니다.《매일 아침 써봤니?》를 내고 도서관 글쓰기 특강을 종종 하는데요, 독자들에게 꼭 당부하는 말이 있습니다.

"매일 아침 쓰는 것보다 더 중요한 건 매일 밤 10시 전에 자는 겁니다. 수면 시간을 최소 7시간은 확보하셔야 모닝 루틴도 의미가 있습니다."

MBC를 다니는 동안 촬영이 없는 날에는 무조건 밤 10시 이전에 자려고 노력했어요. 매일 아침 5시에 일어나 출근 준비를 하는 7시까지 2시간 동안 매일 글을 썼어요. 7시간 숙면을 취하고 맑은 정신으로 온전히 2시간을 집중하는 게 매년 책 한 권을 낼 수 있었던 저의 글쓰기 루틴입니다. 좋은 잠을 자는 게 생산성의 원동력입니다.

저는 하고 싶은 게 참 많습니다. 탁구도 치고 싶고 줌바 댄스도 추고 싶고 탱고도 추고 싶어요. 가고 싶은 곳도 많습니다. 짝수 달마다 해외여행도 가고 홀수 달에는 국내 명소를 찾아다니며 걷고 싶어요. 읽고 싶은 책은 정말 끝도 없지요. 소설, 자기계발서, 인문학 서적, 장르를 가리지 않고 좋은 책은 다 읽고 싶어요. 보고 싶은 콘텐츠는 또 얼마나 많게요. '세바시' 강연도 보고 싶고, 넷플릭스에 올라오는 애니메이션도 보고 싶고, 극장에 가서 블록버스터 영화도 보고 싶어요. 여행광, 독서광, 영화광으로 살면서 한때는 이 좋은 걸 다 하려면 자는 시간을 줄여야 한다고 생각한 적도 있지요. 지금은 안 그래요. 내가 좋아하는 것을 오래오래 제대로 누리려면 무엇보다 잠을 잘 자야 한다고 생각합니다.

(**김민식의** 건강 루틴)

무조건 하루에 7시간 이상의 수면 시간을 확보하기 위해 최선을 다합니다. 9시부터 자체 셧다운을 유지하고 독서를 하며 취침 준비를 해요.

 김민식의 내 몸을 바꾸는 평생 루틴

내 몸의
생체시계

2009년 7월 22일 상하이에서 '21세기 최대의 우주쇼'라고 불릴 만큼 특별한 개기일식이 있었어요. 약 5분 이상 해가 완전히 사라졌는데, 21세기 통틀어 가장 길게 지속된 개기일식이었지요. 그걸 보겠다고 상하이까지 달려간 친구가 있어요. 그날 정말 신기한 경험을 했답니다. 오전 9시 무렵이라 대낮같이 밝았는데, 개기일식이 시작되니까 갑자기 주위가 어두워지기 시작하더니 일식이 절정에 이르자 정말 5분 동안 깜깜한 밤이 되어버렸대요. 심지어 가로등도 켜졌답니다. 다시 태양이 완전히 드러날 때까지 불과 20분 정도 지났는데, 더 놀라운 건 그다음부터였다고요. 일식을 보고 숙소로 돌아가는데 일행 전부가 한꺼번에 미친 듯이 하품을 한 거예요. 평소라면 여행 중에 낮잠 같은 건 생각도 안 해본 사람들이, 그날만큼은 단체로 기절한 듯 낮잠을 잤어요.

그때 친구는 알았답니다. 우리 몸이 개기일식을 '하루가 지나갔다'고 느낀다는 걸. 길어야 20분 정도 햇빛이 사라졌다가 다시 나타나는 그 짧은 일식 동안 밤과 낮을 구분하는 생체시계가 작동한 거죠. 친구가 생생한 경험을 토대로 얘기했던 주장에 꽤 힘을 실어주는 연구가 있어요.

패럴림픽에 참가하는 시각장애인 선수들을 대상으로 진행한 연구 결과, 시각장애인들은 해외에 가면 시차 적응이 비장애인보다 훨씬 어렵다고 합니다. 비장애인은 장거리 이동 후 목적지에 도착해 아침 햇빛을 보면 뇌에서 '여기선 지금이 아침이다'라고 생체시계를 리셋해요. 하지만 빛 신호를 볼 수 없는 전맹의 경우, 리셋 버튼이 작동하지 못하고 원래 자신의 시간 주기에 머물죠.

여기에 더해 우리의 생체시계는 지구의 자전주기와 똑같이 24시간으로 설정된 게 아니라 24시간 11분으로 밝혀졌어요. 생체시계 연구의 선구자인 콜린 피텐드리히Colin Pittendrigh 교수는 우리 몸의 시계가 지구보다 미세하게 긴 것은 계절마다 낮의 길이가 변해도 매일 아침 햇빛이라는 자극에 더 민감하고 역동적으로 반응해서 시계를 리셋할 수 있도록 설계된 진화의 장치라고 설명합니다. 이를 위해 우리 눈에는 오직 빛의 양만 측정해 뇌로 전달하는 망막신경절 세포ipRGC가 있는데요. 이 세포가 없는 시각장애인의 경우 아침 햇

　　　　　　　김민식의 내 몸을 바꾸는 평생 루틴

빛을 감각할 수 없어 시차 부적응 상태에 빠질 수 있다고 합니다. 물론 적응의 화신인 인간의 몸에는 이를 만회할 수 있는 보조 장치들이 있지요. 음식을 먹는 시간이나 주변의 소음을 통해 시차를 맞춥니다. 멜라토닌을 먹어 밤이라는 화학적 신호를 보내서 시차를 맞출 수도 있고요.

중요한 건 우리 몸이 아침 햇빛을 감각해 신체 리듬을 조정한다는 거죠. 결국 우리 몸이 깨어나는 것은 언제 빛을 보느냐에 달려 있어요. 이른 아침 창문을 열고 막 떠오른 태양을 바라보면 자연스럽게 그날의 컨디션을 최상으로 유지할 수 있도록 생체시계가 리셋됩니다. 반면 밤늦도록 스마트폰이나 TV를 보고 환하게 밝힌 조명 아래 있으면 생체시계는 길을 잃고 표류하게 됩니다. 생체시계를 제대로 작동시키기 위해 과학자들이 밝혀낸 그 진화의 장치를 좀 더 알아볼게요.

2017년 노벨생리의학상은 생체시계를 조절하는 유전자의 작동 원리를 밝힌 세 명의 과학자에게 돌아갔습니다. 제프리 홀Jeffrey Hall, 마이클 로스배시Michael Rosbash, 마이클 영Michael Young은 우리 몸 안에 있는 'PER', 'TIM', 'DBT' 같은 단백질이 하루 주기로 증감하며 수면과 각성의 리듬을 만든다는 사실을 증명했어요. 아침에 일어나고 일하다 피곤함을 느끼고 밤에 졸린 게 다 이 작은 단백질들의 출퇴근에 따라 일어나는 셈이지요.

이 단백질들은 생체시계의 태엽과도 같습니다. 생체 리듬의 주기를 결정하는 PER을 중심으로 TIM은 PER과 결합해 양을 늘리고, DBT는 PER을 분해해 없애는 일을 합니다. 낮에 PER이 생성되면 DBT가 분해해서 PER 농도를 낮게 유지합니다. 해가 지고 밤이 되면 TIM이 생성되어 PER과 결합해요. PER-TIM 결합체는 DBT에 의해 분해되지 않지요. 밤사이 결합체들이 가득 차면 우리의 유전자는 스위치를 꺼서 PER 생산을 중단합니다. 아침이 되면 빛에 민감한 TIM은 햇빛에 파괴되고, 혼자 남은 PER은 DBT에 의해 빠르게 분해되지요. 그때 유전자가 다시 스위치를 켜서 PER 생산을 재개합니다. 이 모든 과정이 24시간 주기에 맞춰 순환하면서 생체 리듬을 만들지요. 우리는 그것을 '아, 잘 잤다', '지금은 움직일 시간이야', '너무 졸린데, 자러 가자' 하고 느끼는 거고요.

문제는 우리가 생체시계를 무시할 때 생깁니다. 늦은 시간에 카페인을 마신다든지, 밤 12시가 넘도록 스마트폰을 본다든지, 주말에 늦잠을 몰아서 잔다든지 하는 행동이 반복되면 단백질들의 생성과 분해 주기가 뒤틀립니다. 그러면 온종일 멍하고 집중도 못 한 채 밤이 되어도 숙면을 취하지 못하지요.

저는 노벨상을 받은 생체시계 연구를 보면서 이런 깨달음을 얻었어요. 잠은 '얼마나 자느냐'보다 '언제 자느냐'가 더 중요하구나! 세 가지 단백질이 생체시계의 태엽이라면 멜라토닌은 수면 모드를 가동시켜 생체시계가 제대로 작동하게 만드는 지휘자입니다. 밤 11시에서 새벽 3시가 수면의 최적 시간이라고 하지요. 멜라토닌은 보

   김민식의 내 몸을 바꾸는 평생 루틴

통 밤 9시경부터 분비되기 시작해 새벽 1시에서 2시 사이에 정점에 도달합니다. 심부 체온을 떨어뜨려 수면 모드로 바꿔요. 특히 수면의 전반부에 깊은 수면 상태가 지속되는데요, 이때 뇌척수액이 뇌 속을 순환하면서 낮 동안 쌓인 나쁜 단백질을 청소하죠. 하루 동안 쌓인 노폐물을 싹 씻어내는 겁니다. 이 시간에 깊은 수면을 취하지 않으면 단백질들의 리듬이 깨지고 뇌 청소도 제대로 안 되어 몸이 제대로 회복되지 않습니다. 저는 요즘 노벨상 수상자들이 알려준 수면 관리 원칙을 철저하게 지키고 있어요.

잠드는 시간을 최대한 일정하게 유지한다

생체시계 단백질들은 일정한 시간에 딱딱 일하는 것을 좋아합니다. 밤 10시에 잔다면 매일 같은 시간에 자는 것이 중요합니다. 주말도 예외가 아니에요.

아침에 햇볕을 10~15분 정도 쬔다

생체시계는 빛에 반응해 오늘을 리셋합니다. 아침을 먹고 10~15분간 산책하는 것도 도움이 됩니다. 아침에 쬔 햇볕은 멜라토닌의 분비 시간을 조정해 밤에 더 쉽게 잠들도록 돕거든요.

오후 2시 이후 카페인 금지

카페인은 PER 단백질 리듬을 늦춥니다. 오후 늦게 카페인을 섭취하면 밤늦도록 잠이 안 옵니다.

우리 몸에 장착된 생체시계는 인류의 조상들이 수십만 년 동안 진화시킨 생존의 도구입니다. 우리는 밤에 자고 낮에 활동하는 데 가장 적합한 몸을 갖고 있어요. 오늘 종일 피곤했나요? 그건 게을러서도 아니고 의지가 부족해서도 아니에요. 내 안의 시계공이 제시간에 일을 하지 못한 것일 수 있어요.

───────────────────── (**김민식의** 건강 루틴) ─────────────────────

멜라토닌이 분비되기 시작하는 밤 9시부터는 거실 조명을 끄고 간접 조명만 켭니다. 스마트폰의 블루라이트도 차단해요.

 김민식의 내 몸을 바꾸는 평생 루틴

수.면.권.을.
보.장.하.라!

현대의학은 놀랍습니다. 평균수명을 84세까지 늘리고 기억력과 창의력을 높여주며 식욕 조절과 체중 관리까지 의술로 해결해줍니다. 전대미문의 코로나19 바이러스를 2년 만에 평범한 독감으로 격하시켰지요. 이런 현대의학이 주목하는 '기적의 만병통치약'이 있어요. 수만 가지 감기와 독감을 예방하고 암과 치매의 위험률도 낮춰주죠. 당뇨병, 심근경색과 뇌졸중의 위험도 줄여주며 우울과 불안을 해소해 행복감을 높여줍니다. 자연히 업무 효율성과 생산성도 고취시켜 건강뿐만 아니라 삶의 만족도를 향상시키죠. 네, 바로 잠입니다. 비용은 0원이죠. 그런 보약이 이제는 병이 되었네요.

세계보건기구는 수면 부족을 선진국 전체의 '유행병'으로 규정

했습니다. 최근 수년간 미국, 영국, 한국, 일본, 서유럽 등에서 평균 수면 시간이 크게 줄었고요, 같은 기간 성인병과 정신질환 발병이 뚜렷이 증가했어요. 잠이 부족하면 우울, 불안, 자살 위험 등 거의 모든 정신질환 증상이 악화됩니다. 포만감을 느끼게 하는 호르몬(렙틴)은 줄고, 배고프다며 허기를 느끼게 하는 호르몬(그렐린)은 늘어 과식하게 되고요. 여러 모로 수명을 단축시키는 주요인이 되지요. 안타깝게도 우리는 의도적으로 수면 시간을 줄이는 유일한 생물종입니다.

우리는 인생의 3분의 1을 잡니다. 그저 배가 고파서 먹고 변의가 느껴져서 화장실에 가는 것처럼 졸리니까 잡니다. 저 역시 은퇴하기 전까지 그랬어요. 자야 하니까 잤죠. 그러다가 세계적 수면 전문가 매슈 워커_{Matthew Walker}의 책《우리는 왜 잠을 자야 할까_{Why We Sleep}》를 읽고 수면의 메커니즘을 알고 나니까 비로소 잠의 중요성을 제대로 깨닫게 되었습니다. 다행히 저는 아이들 덕분에 권장 수면 시간을 지키며 살았더라고요. 아이들이 말을 배울 무렵부터 초등학교 4학년이 될 때까지 매일 밤 15분씩 책을 읽어주었거든요. 학교에 들어가 한글을 배운 후에도 잠자리 낭독회는 지속되었죠. 9시쯤 아이들이 침대에 누우면 아이가 고른 책을 읽어줍니다. 너무 빠르지 않게 또박또박 읽다 보면 아이도 저도 스르륵 잠이 듭니다. 그렇게 10시쯤 잠들어 새벽 5시쯤 일어나는 게 습관이 되었어요. 아이가 초등학교 4학년이 되자 아빠가 읽어주는 게 너무 느려서 지루

     김민식의 내 몸을 바꾸는 평생 루틴

한지 혼자 읽겠다고 하더군요. 그래도 10시에 자고 5시에 일어나는 수면 루틴은 남았어요.

사람의 잠은 점토로 조각품을 만들 때처럼 불필요한 덩어리를 쳐내고 정교하게 예술적 형상을 조각하길 반복합니다. 하룻밤에 약 90분 주기로 4~5회 비렘수면과 렘수면이 반복되는데, 잠든 직후에는 비렘수면이 길고 뒤로 갈수록 렘수면이 길어져요. 잠든 직후 2~3시간 동안에는 깊은 비렘수면 상태에서 우리 뇌는 뇌세포 크기를 줄이고 뇌척수액으로 뇌세포 사이에 낀 독성 단백질을 청소하고 낮 동안 수집된 정보 중 중요한 정보만 추려 장기 저장소로 옮깁니다. 임시 저장소인 해마에 저장한 정보는 장기 저장소인 대뇌피질로 보내집니다. 그리고 잠에서 깨기 2~3시간 전에는 렘수면이 길어지고 그동안 중요한 정보들의 연결을 강화해 기억, 감정, 창의성을 정교화합니다. 깊은 비렘수면은 밤 11시에서 1시까지, 렘수면은 새벽 3~4시에 몰려 있어요. 이것은 수만 년 동안 지속해온 인류의 수면 패턴에서 만들어진 것이라 거의 변하지 않아요.

이 수면 구조 때문에 생기는 함정이 있습니다. 자정에 잠들어 6시에 일어나는 경우와 8시에 일어나는 경우를 비교해볼까요? 6시간 자는 사람은 8시간 자는 사람에 비해 수면 시간의 25퍼센트를 덜 잡니다. 하지만 렘수면만 놓고 보면 60~90퍼센트를 잃습니다. 렘수면은 잠의 후반부에 몰려 있기 때문이지요. 그렇다면 새벽 2시에 잠들어 8시까지 6시간 자는 사람은 어떨까요? 일단 깊은 비렘수면을 대부분 놓친 상태에서 렘수면도 충분히 확보하지 못합니다. 짧은 잠도 늦잠도 수면의 질을 해칩니다. 최악의 잠은 수면 주기가 충분히 반복될 수 없는 토막잠이고요.

레이건 전 미국 대통령과 대처 전 영국 총리는 밤낮없이 나랏일 하느라 4~5시간만 잔다고 자랑삼아 말하곤 했습니다. 두 사람 모두 노년에 알츠하이머성 치매로 고생했지요. 연구에 따르면 수면 장애를 치료하면 노인의 인지 저하 속도가 느려지고, 알츠하이머 발병 시점이 5~10년 지연되기도 합니다. 저는 매일 밤 잠들기 전까지, 뇌를 깨끗이 청소하고 기억력을 강화하고 감정을 정화하며 창의성을 계발하는 좋은 잠을 자기 위해 네 가지 취침 루틴을 지킵니다.

첫째, 수면 시간표 지키기

매일 밤 9시에서 10시 사이에 잠자리에 듭니다. 밤 11시에서 새벽 3시까지 멜라토닌이 맹활약을 펼칠 수 있는 꿀잠 시간을 놓칠 수 없지요. 평일이나 주말이나 여행지에서도 같은 시간에 자고 일어나는 게 정말 중요해요. 주말에 늦잠을 자고 늦게 일어나면, 월요일마다 정상 루틴으로 돌아가는 게 쉽지 않아요.

둘째, 침실은 시원하게

침실 온도를 조절합니다. 쾌적한 수면을 위한 최적의 온도는

18~20도입니다. 살짝 서늘한 침실에서 따뜻한 이불을 덮고 자는 게 멜라토닌의 분비를 촉진합니다. 실제로 깊은 비렘수면에 들어가면 체온도 떨어져요. 그러면 뇌세포 크기가 줄어들어 물청소를 하기가 좋거든요.

셋째, 잠이 오지 않아 20분 넘게 뒤척이면 일어나기

잠이 오지 않아 불면증에 시달릴 때도 있는데요, 이런저런 생각이 꼬리를 물다 보면 잠이 달아나고 불안도 높아져요. 불안이 심해지면 교감신경이 활성화됩니다. 바로 잠들기는 틀린 거죠. 20분 정도 뒤척이면 그냥 일어나서 편안한 활동을 합니다. 긴장을 풀기 위해 가벼운 스트레칭을 하면서 심호흡을 하거나 머릿속을 비우는 명상을 하거나 졸려서 포기했던 책을 보다가, 졸음이 오면 다시 눕습니다.

넷째, 아침 햇볕 쬐기

매일 최소 30분은 자연광을 쬐는 게 수면에 좋은데, 기왕이면 아침에 나가서 산책을 합니다. 아침에 눈으로 햇빛을 인지하면 생체시계가 리셋돼 밤에 잘 자요.

저는 1960년대생입니다. 어린 시절엔 밤 10시만 넘어도 "전기세 아깝다, 얼른 자라"는 소리를 듣곤 했지요. 요즘 아이들은 그런

잔소리를 듣지 않아요. 밤 10시가 넘도록 학원 수업, 인터넷 강의, 과제를 하느라 바쁘지요. 종일 긴장 상태로 지내다 보니 잠자리에 들면 바로 잠이 오지 않아요. 머리를 식히느라 스마트폰 게임을 하거나 숏폼 영상을 보며 스트레스를 풉니다. 수면의 질이 나빠진 상태에서 컨디션 관리가 안 된 아이들은 다음 날 학교에서 졸거나 의욕이 없는 상태로 수업을 듣지요. 악순환이 시작됩니다. 성적이 떨어지죠. 스트레스가 심해지니까 밤늦도록 실력을 제대로 발휘할 수 있는 게임을 합니다.

아, 어른들도 잠을 못 자면 생활 리듬이 깨지고 삶이 망가져요. '사회적 시차'라는 말이 있어요. 평일과 주말의 시차를 뜻하는데요, 주말에 밤늦도록 놀고 나면 아침에 일어나기 힘듭니다. 출근을 안 하니 늦잠을 자도 되죠. 문제는 주말과 평일의 사회적 시차가 커지면 월요병이 옵니다. 출근했는데 낮에는 졸려요. 결국 의욕이 줄어들어 업무 성과가 떨어집니다. 역시나 악순환이 시작되지요.

학교나 직장 강연을 다니면서 이런 청소년이나 직장인들을 많이 봅니다. 아무리 열심히 강연을 해도 스마트폰에 고개를 처박고 한 번을 안 봅니다. 엎드려 자거나 질문하는 사람에게 대놓고 짜증을 내기도 해요. 처음에는 참 대책 없는 애들이구나 했었는데, 어쩌면 잠이 문제일 수도 있겠다는 생각이 듭니다. 가장 잠을 잘 자야 하는 아이들의 수면권을 지켜주는 어른들이 얼마나 될까요? 물론 어른들이 안 자는데 아이들이 말을 듣기야 하겠습니까마는, 아이들에

     김민식의 내 몸을 바꾸는 평생 루틴

게도 11시간 휴식권이 보장되어야 하지 않나요. 네, 대한민국의 입시제도 하에선 말도 안 됩니다만.

예전에는 10시에 자고 5시에 일어났는데, 요즘에는 9시에 잠자리에 들어요. 최소한 8시간은 자려고요. 90분짜리 수면 주기를 5번 꽉 채워 돌리려고요. 아침에 일어나 10~15분 정도 산책하며 햇볕을 받으면 꿀잠의 효과를 제대로 느낄 수 있어요.

밤에 잠만 잘 자도
좋은 삶

좋은 삶이란 무엇일까요? 한때 심각한 불면증으로 크게 고생한 적이 있는데요. 매일 밤 뜬눈으로 뒤척이며 '밤에 잠만 잘 자도 좋은 삶'이라는 걸 알았습니다. 국민건강보험공단 자료에 따르면 공식적으로 병원을 찾아 수면장애 진료를 받은 사람이 한 해에 100만 명이 넘고, 잠재적 수면장애를 겪는 사람까지 추산하면 전 국민의 3분의 1이 인생에서 한 번 이상 수면 문제를 겪는다고 해요. 이쯤 되면 밤에 잠만 잘 자도 좋은 삶이란 말이 틀리지 않는 거 같네요.

이 많은 사람들이 왜 잠 못 드는 고통을 겪고 있는 걸까요?《매일 숙면》은 수면장애를 연구하는 주은연 신경과 전문의가 20여 년간 2만 명 이상 수면장애 환자를 진료한 임상 경험을 응축한 책입니다. 불면증, 수면 호흡 장애, 렘수면 행동 장애, 하지불안증후군 등 우리를 잠 못 들게 하는 원인들을 하나하나 소개하며 '어떻게 잘 잘 것인가?'의 실용적인 해법을 제시해줍니다.

저자가 강조하는 '건강한 잠'은 흔히 생각하는 '한 번도 깨지 않고 푹 자는 잠'과는 좀 거리가 멀어요. 사실 푹 자는 잠은 10대 중반을 지나면 거의 경험하기 어렵답니다. 아, 10대 중반이 지나서도 푹 자는 사람이 부러운 건 자연스러운 일이었네요. 현대인에게 필요한 잠은 연령, 성별, 환경에 따라 달라집니다. 생애주기에 따라 자신에게 맞는 수면 습관을 만드는 것, 이것이 건강한 잠의 핵심입니다.

책에는 정말 다양한 사례가 있는데요. 그중에서 저는 대다수의 사람들에게 공통적으로 영향을 미치는 '수면을 방해하는 요소' 세 가지를 소개할게요. 수면제를 처방받고 양압기를 써도 의사는 다음 세 가지를 피하라고 권합니다. 결국은 습관을 바꿔야 치료 효과를 볼 수 있는 것이지요.

음주

술 한잔해야 잠이 오는 사람도 있다지만 착각입니다. 남성의 경우 2잔, 여성의 경우 1잔 이내라도 술을 마시면, 수면의 질은 9.3퍼센트 낮아지고, 그 이상을 마시면 39.2퍼센트나 떨어집니다. 술은 마취제와 비슷합니다. 뇌를 진정시키는 효과가 있지만 체내에 흡수된 알코올은 정상적인 수면을 망가뜨립니다. 특히 알코올은 렘수면을

억제해요. 그뿐만 아니라 코골이나 수면무호흡을 악화시키지요. 술이
깰 때는 체온이 오르고 심박수가 빨라져 잠을 더 자주 깨게 합니다.

카페인

무더위가 기승을 부리던 어느 여름, 유달리 밤잠을 설쳤어요. 10
시 전에 잠들었다가 새벽 한두 시면 깨요. 땀에 젖은 베갯잇을 보며
열대야 때문에 잠을 못 잔다고 생각했는데요. 범인은 따로 있었어
요. 당시에 지인이 중국 여행 선물로 준 보이차를 끓여서 생수처럼
마셨는데, 보이차에 카페인이 있는 줄 몰랐습니다. 보이차를 보리차
로 바꾸니 바로 불면증이 사라지더군요.

커피, 녹차, 홍차, 보이차, 콜라, 에너지 음료, 초콜릿 등에는 카
페인이 들어 있어요. 카페인은 잠을 부르는 물질 아데노신과 구조
가 매우 비슷해서, 뇌를 속이고 아데노신 자리를 꿰차고 앉아 졸음
을 쫓아버립니다. 물론 카페인에 안 좋은 점만 있는 건 아니에요. 심
장에 좋다거나 정신 건강에 도움이 된다는 연구도 있더라고요. 하
지만 수면에 문제가 있다면 최소 2주 이상 끊어야 합니다. 수면에는
치명적이거든요. 커피를 끊는 건 절대 못하겠다면, 적어도 오후 2시
이후에는 마시지 말아요. 카페인의 효과가 사라지는 데는 8시간이
걸립니다. 자야 할 시간에 안 졸리면 루틴이고 뭐고 다 무용지물입
니다.

   김민식의 내 몸을 바꾸는 평생 루틴

1995년, 한 달간 호주 배낭여행을 한 적이 있습니다. 호주 대륙의 중심부에 자리한 거대한 바위산 울룰루(에어즈 록)를 보러 갔다가 밤하늘의 별을 마주했습니다. 사방 수십 킬로미터가 온통 사막이라 공기 중 수증기도 구름도 거의 없고 인가가 없어 인공조명 또한 전혀 없었습니다. 그날 처음으로 밤하늘에 별이 그렇게 많다는 사실을 알았습니다. 별과 달이 그렇게 밝은 빛을 뿜는지 몰랐어요. 왜 밤하늘의 별자리에 수많은 전설이 깃들었는지, 왜 달나라 토끼 같은 이야기가 태어났는지 단번에 이해가 되었습니다.

그러나 이제 우리는 별과 달의 이야기에 귀 기울이지 않습니다. 그보다 훨씬 밝은 빛이 우리를 붙잡고 있기 때문입니다. 바로 스마트폰 화면에서 쏟아지는 블루라이트입니다. 문제는 이 빛에 오래 노출될수록 멜라토닌 분비가 늦어져 잠들기가 어려워진다는 점입니다. 설령 잠이 들더라도 수면의 깊이는 얕아지기 쉽습니다. 저는 저녁 식사를 마친 뒤에는 은은한 조명 아래에서 종이책을 읽으며 잠자리에 듭니다. 우리 몸의 생체시계가 빛에 얼마나 예민한지 깨달았기 때문입니다.

수면장애 환자들을 치료하는 의사들은 사실 거의 비슷한 이야기를 합니다. 규칙적인 수면 습관, 충분한 수면 시간, 운동, 침실 환경 등 그 얘기를 곱씹어보면 제일 중요한 건 규칙성, 바로 루틴입니

다. 복잡한 수면의 과학까지는 몰라도 건강한 잠의 효능에 대해 알아두면 루틴을 지킬 때 안 하고 싶은 마음보다 해내려는 의지에 좀 더 동기를 부여할 수 있겠지요.

첫째, 성장과 회복 촉진

깊은 잠은 성장 호르몬 분비를 촉진해 단백질 합성과 조직 재생을 돕습니다. 청소년기까지 아이들의 성장에 필수적이며, 성인들도 수술·항암 치료 후에는 숙면이 회복의 열쇠입니다.

둘째, 면역력 유지

우리 몸의 면역 시스템은 잠을 자는 동안에 항체를 형성합니다. 잠이 부족하면 면역 반응이 떨어져 감염 질환에 취약해집니다.

셋째, 신체 대사 조절

자는 동안 에너지를 보존하여 다음 날 활동에 대비할 수 있습니다. 일반적으로 우리 몸은 자는 동안 음식을 섭취하지 않아도 혈당 수치가 정상으로 유지되는데, 이것은 수면 중 신체의 포도당 소모가 현저히 줄기 때문입니다.

넷째, 뇌 건강과 기억에 필수

비렘수면 중 뇌척수액이 뇌세포 사이에 긴 나쁜 단백질들을 물

청소합니다. 잠이 부족하면 치매의 원인으로 꼽히는 단백질 찌꺼기가 쌓여 인지 능력을 떨어뜨려요. 비렘수면이 부족하면 정보가 장기기억으로 전이되지 않아 다음 날 꺼낼 기억이 사라집니다. 다행히 수면장애로 인한 기억력 저하는 잠만 제대로 자도 금세 회복됩니다.

나이가 들면 예전처럼 푹 잘 수 없습니다. 졸리긴 초저녁부터 졸린데 막상 자면 새벽에 자꾸 깹니다. 괜찮아요. 자연스러운 노화 과정이거든요. 의학적 도움을 받지 않고 루틴으로 건강한 잠을 자려고 노력합니다. 제일 효과적인 방법은 침대를 잠만 자는 용도로 쓰는 것이었어요. 침대에 누워서 스마트 기기를 쓰면 몸이 어느새 침대를 수면 용도가 아니라 여가 활용의 공간으로 여기더라고요. 웬만한 전자기기를 다 치워버리고 암막 커튼을 쳐서 외부에서 들어오는 불빛도 차단했어요. 작은 소음도 작은 불빛도 사라진, 온전히 잠만 자는 침실이 만들어졌습니다.

건강을 위해 바꾼 식습관도 꽤 도움이 됩니다. 혈당 변동이 큰 음식이나 염분이 많은 음식은 코골이와 수면무호흡을 악화시켜요. 달고 짜게 먹으면 물을 많이 마시게 되어 자다가 화장실에 가려고 깨지요. 취침 3~4시간 전에는 되도록 음식이나 물 섭취를 안 하려고 합니다.

무엇보다 운동이 최고예요. 낮 동안 충분히 활동하는 것만큼 쉽게 곯아떨어지는 경우가 없더라고요. 한 달에 한두 번은 격하게 운동을 해봅니다. 그 외에는 일어나자마자 스트레칭을 하고, 아침 햇볕을 받으며 산책하고, 가까운 거리를 걷고 계단을 오르며, 틈틈이 슈퍼 스쿼트나 차인표 푸시업을 하는 정도예요. 기존의 루틴과 수면 루틴이 만나니 '나만의 건강한 잠'이 돌아오는 게 느껴집니다. 생각보다 빨리요.

(**김민식의** 건강 루틴)

잠자리에 들 때 절대 스마트폰을 보지 않습니다. 밤늦게 온 연락은 아침 일찍 확인해도 됩니다. 스마트폰을 안 보는 것에서 수면 루틴이 시작된다고 해도 과언이 아닙니다. 대신 침실로 들어가기 전까지 벽돌책을 봅니다. 벽돌책은 수면유도제로도 최고지요.

    김민식의 내 몸을 바꾸는 평생 루틴

한밤중에 큰 소리로
TV를 보는 건 자제해주세요

예전에는 추석 연휴마다 아버지를 모시고 해외여행을 다녔어요. 2014년에는 보라카이, 2015년에는 뉴욕, 2016년에는 오키나와, 2017년에는 사이판. 장시간 비행을 마치고 이국땅에 도착하면 입국 수속을 위해 줄을 서죠. 연로하신 70대의 아버지는 저 멀리에 있는 벤치에 앉아 기다립니다. 우리 차례가 가까워지면 나지막이 아버지를 부릅니다. "아버지, 우리 차례예요. 오세요" 해도 피로를 못 이기고 잠깐 잠이 드신 건지 들은 척도 안 합니다. 줄을 이탈할 수는 없어 손짓 발짓도 해보다 결국 "아버지! 아버지! 우리 차례예요!" 소리를 지르게 됩니다. 네, 사이판 공항에서 큰 소리로 늙은 아버지 구박하는 못된 아들이 바로 접니다.

'눈이 멀면 사물과 멀어지고, 귀가 먹으면 사람과 멀어진다'는 말이 있는데요. 아버지가 딱 그랬어요. 귀가 안 들리면서도 보청기 끼는 건 또 싫어하셨지요. 여행지에서 막무가내로 행동하시는 아버지에게 뭐라고 하면, 아버지는 안 들리는 척합니다. 당신 고집대로 하십니다.

그 시절에 혼자 사는 아버지 집에 갔다가 아파트 엘리베이터에 붙은 안내문을 봤어요.

"이웃의 숙면을 위해 한밤중에 큰 소리로 TV를 보는 건 자제해주세요."

아버지를 향한 호소문이었어요. 난청이 심해지니 사람을 만나는 게 싫어졌어요. 낮에 활동량이 줄어드니 밤에 쉽사리 잠이 오지 않아요. 늦은 시간까지 TV 볼륨을 크게 틀어놓고 트로트 쇼를 보다 잠이 들고요, 한두 시간 자다 깨면 또 켜져 있는 TV를 시청합니다. 외롭고 권태로운 아버지의 노후를 위로해준 최고의 친구가 트로트 프로그램이었대요. 문제는 그런 습관이 청력을 망가뜨리는 주범이라는 겁니다.

우리 귓속에는 소리와 균형 정보를 감지하는 감각 세포인 유모 세포가 있어요. 잔털이 촘촘히 나 있어 '털이 있는 세포'라는 뜻으로 '유모有毛 세포'라고 부릅니다. 청력을 보존하기 위해서는 일상생활에서 유모 세포를 아끼고 쉬게 해주어야 해요. 밤에 잘 때는 소음을 차단하여 조용한 환경에서 숙면을 취해야 합니다. 자는 동안에 TV 소

　　　　　　　　　　　김민식의 내 몸을 바꾸는 평생 루틴

저도 한때 잠이 오지 않아 이어폰으로 오디오북을 들으며 잠을 청하기도 했는데요. 이제는 그러지 않습니다.

출퇴근 시간에 대중교통을 이용할 때, 시끄러운 주위 소음을 차단하기 위해 이어폰을 끼고 큰 소리로 음악을 듣는 경우가 있지요. 차라리 이어플러그, 귀마개를 쓰는 게 좋습니다. 저는 여행 갈 때 꼭 이어플러그를 챙깁니다. 큰 소리로 울거나 칭얼대는 아기와 같은 기차를 탈 때도 있어요. 아기 울음소리를 덮으려고 이어폰 볼륨을 높이면 귀의 유모 세포를 고문하는 거나 다름없어요. 그럴 때는 조용히 이어플러그로 귀를 막습니다. 소음을 차단하고 책을 읽거나 잠을 자는 게 나의 유모 세포도 보호하고 아기의 부모도 배려하는 일이지요.

100세 시대, 우리는 귀를 소중하게 다뤄야 합니다. 소음성 난청을 예방하는 최고의 방법은 작은 습관부터 바꾸는 것입니다. 세계보건기구는 '60/60 법칙'을 권장합니다. 이어폰으로 음악을 감상할 때는 최대 음량의 60퍼센트 이하, 하루 60분 이하로 듣는 것이 좋습니다. 직업상 이어폰을 끼고 장시간 통화를 하는 전화 상담원이라면 50분 근무 후 10분은 헤드셋을 벗고 귀를 쉬게 하는 게 좋습니다.

밤에 큰 소리로 TV를 틀어놓고 주무시던 아버지는 난청이 점점 심해졌어요. 난청 치료에 있어 가장 중요한 것은 숙면입니다. 잠을 제대로 자지 못하면 판단력은 흐려지고 청각 신경은 과민해집니다. 장시간 잠을 자지 못하면 귀에서 '삐' 하는 소리가 들립니다. 저도 예전에 밤샘 촬영하고 나면 귀에서 이명이 들리곤 했어요. 숙면을 취해 컨디션을 정상으로 회복하는 게 우선입니다.

이명 난청 치료를 위해 무조건 끊어야 할 3가지가 있습니다. 담배, 술, 카페인입니다. 또 이 셋을 끊으라고? 이번에는 역할이 달라요. 귀를 지키기 위해서입니다.

첫째, 담배

흡연은 골밀도를 감소시켜 척추의 노화를 촉진하고 귀 건강에 직접적인 악영향을 미칩니다. 니코틴과 일산화탄소는 혈중 산소 농도를 낮추고 취약한 구조를 가진 귀의 혈액순환을 방해합니다. 니코틴과 담배 연기는 세포의 신경전달을 방해하며, 이관과 중이 내부를 자극하여 이명과 어지럼증을 유발할 수 있습니다.

둘째, 술

알코올은 혈액과 뇌에서 빠져나간 뒤에도 내이의 체액으로 흡수되어 체내에 상당 기간 머물러 있습니다. 내이가 알코올의 영향을 받으면 방향 감각을 잃고 현기증이 납니다. 술에 취하면 비틀거리는 이유가 이 때문인데요. 특히 잦은 음주는 어지럼증만이 아니라 이명을 일으킬 수도 있습니다. 담배와 술만 끊을 수 있다면 이명과 난청 증상의 완화 속도는 무척 빨라집니다. 담배와 술이 건강에

     김민식의 내 몸을 바꾸는 평생 루틴

해로운 건 알지만 금연이나 절주를 하지 못했다는 건 절박하지 않기 때문인데요, 이명과 난청이 생겼다면 바로 금주와 금연을 실천하는 편이 좋습니다. 그래야 100세 시대에 세상을 떠나는 마지막 순간까지 귀를 건강하게 지킬 수 있습니다.

셋째, 카페인 음료

카페인 음료는 용량보다는 마신 후의 신체 반응이 중요합니다. 맥이 너무 빨리 뛰어 심장이 쿵쾅쿵쾅 초조해지거나 신경과민 또는 흥분 상태가 되거나 잠이 오지 않고 소변이 자주 마렵고 일명 쥐가 나는 근육 경련이 나타나면 카페인이 몸에 맞지 않는 겁니다. 이런 증상이 전혀 없다면 오후 1시 이후에만 자제하면 됩니다. 숙면을 방해하지만 않으면 되니까요.

이명을 그냥 두면 난청으로 진행되고 난청을 방치하면 치매 발병 위험이 2~5배까지 높아집니다. 청력을 잃으신 아버지에게 찾아온 두 번째 불청객은 치매였어요.

(김민식의 건강 루틴)

잘 때는 거의 모든 소음을 차단합니다. 시계도 무소음 시계를 사용해요. 시끄러운 소음이 들리는 환경에서는 이어폰 대신 이어플러그로 귀를 보호합니다.

숙면으로
치매 예방

어느 날 일하러 가는 길에 모르는 번호로부터 전화가 왔어요. 만원 버스 안이라 전화를 받지 못했습니다. 그랬더니 문자가 왔어요. '성동구청 세무서입니다. 재산세 과오납 관계로 연락드렸습니다.' 성동구에 내가 모르는 재산이 있었나? 신종 보이스피싱인가? 다시 전화가 걸려왔습니다.

"여보세요? 김민식 씨 되시나요? 김○영 님 보호자 되시지요?"

늘 나의 보호자였던 아버지를 두고 저를 보호자라고 부르는 게 어색했습니다.

"아버님이 다른 분의 재산세를 잘못 내셨어요. 저희가 세금을 환불해드려야 하는데 구청 세무과로 아버님을 직접 모시고 오셔서 돈

 김민식의 내 몸을 바꾸는 평생 루틴

을 찾아가셔야 합니다. 급합니다."

　대체 무슨 일이었을까요? 아버지는 서울에 있는 아파트에서 혼자 사시는데요. 같은 동네에 같은 브랜드의 아파트가 또 있어요. 다른 아파트로 가야 할 재산세 고지서가 아버지 집으로 잘못 배송된 거예요. 아버지는 다른 사람의 명의로 된 재산세를 대신 내버린 거죠. 잘못 낸 세금을 찾아가시라고 전화를 드렸더니, 난청이 심한 아버지는 무슨 말인지 알아들을 수 없어 계속 전화를 끊었고요. 결국 직원이 아들인 제 연락처를 수소문해서 연락했던 겁니다.

　당신이 재산세를 이미 냈다는 걸 잊어버린 아버지는 고지서가 또 날아오니까 다시 세금을 납부하신 겁니다. 명의자 이름도 확인하지 않고요. 원래 이런 식으로 과오납한 세금은 돌려받기 쉽지 않아요. 개인의 차오니까요. 그런데 원래 고지서를 받았어야 할 명의자 어르신도 아버지랑 연배가 비슷했는데요, 때가 되어도 재산세 고지서가 날아오지 않아 세무서에 문의를 했더니, "이미 세금 내셨는데요?"라는 소리를 듣고 자식들을 소집했어요.

　"어떤 놈이냐! 내가 아직 시퍼렇게 살아 있는데 내 재산을 빼돌리고 재산세를 대신 낸 놈이 누구냐 말이다."

　자식들은 황당했죠. 아무도 재산세를 낸 사람이 없었으니까요. 아버지의 오해를 풀기 위해 세무서에서 납부 사실을 확인하고 다들 어리둥절했어요.

　"대체 누가 아버지 재산세를 대신 낸 거야? 왜?"

평생 만 원 한 장 쓰는 걸 아까워하시던 아버지가 100만 원을 날릴 뻔한 이 소동을 겪고, 치매에 대해 공부를 하기 시작했어요. 아버지도 걱정이지만 아버지에게 생긴 일이 아들인 제게 생기지 말라는 법도 없으니까요.

치매를 부르는 원인 중 하나가 난청과 사회적 고립입니다. 제발 보청기를 끼고 사람을 만나시라고 몇 번을 말씀드렸지만, '쇠귀에 경 읽기'였어요. 책도 읽고 문화센터에서 하는 취미 교실도 다니시라고 당부해도 들은 척도 안 해요. 그럴 만도 한 게 평생 책 한 권 읽지 않고 사셨거든요. 아들이 쓴 책도요. 이렇게 인지적 자극이 없는 노후는 치매로 가는 지름길입니다.

아버지를 보며 깨달았어요. '아, 눈에 넣어도 안 아픈 사랑하는 나의 아이들에게 줄 수 있는 최고의 선물은 몸과 마음이 건강한 나의 노후다'라는 걸요. 아니, 더 나아가 노후의 나 자신에게 지금의 젊은 내가 줄 수 있는 최고의 선물이기도 하죠. 어떻게 두뇌 건강을 지킬 수 있을까요? 치매 예방의 핵심은 숙면입니다.

밤에 깊은 비렘수면에 들면 뇌의 '글림파틱 청소 시스템'이 작동합니다. 뇌척수액이 뇌세포 사이를 물청소하는 바로 그겁니다. 낮 동안 쌓인 베타아밀로이드와 타우 같은 단백질 찌꺼기를 씻어내고, 손상된 시냅스를 정리해 회로를 가볍고 효율적으로 만들죠. 문제는 밤늦도록 잠을 자지 않거나 숙면을 취하지 못하면 이 청소가 제대로 되지 않아서 염증이 생기고, 누적되면 신경세포가 스트레스에 취약해집니다.

수면은 기억을 붙잡는 접착제입니다. 비렘수면 동안 해마에 임시 저장된 정보들이 장기 기억소인 대뇌피질로 옮겨지고 분류를 거쳐 장기 기억으로 저장됩니다. 렘수면 동안 새로 들어온 정보를 오래된 기억과 연결하고 상관없어 보이는 것들을 융합하면서 지능적인 편집을 통해 창의력을 계발하고 나쁜 기억에 감정과 맥락을 더해 불안을 해소합니다. 문제는 수면의 질이 나빠지면 이런 학습 효율이 떨어지고 결국 인지 능력이 빠르게 떨어집니다.

코골이와 무호흡이 반복되면 간헐적 저산소증과 혈압 변동으로 미세혈관이 손상되어 혈관성 치매 위험이 높아집니다. 주변에서 유난히 코를 곤다는 얘기를 들으면 꼭 수면 검사를 받아보라고 합니다. "피곤하면 더 그렇지, 뭐"라고 넘기는 일이 사실은 뇌 건강의 적신호일 수 있거든요. 생체시계가 어긋나 밤낮이 뒤바뀌면 멜라토닌과 코르티솔의 분비 리듬이 깨지고, 전신 염증과 산화 스트레스가 올라가 신경 퇴행을 부추깁니다.

《뇌는 늙지 않는다 Use Your Brain to Change Your Age》의 저자 다니엘 에이멘 Daniel G. Amen은 미국 정신의학계에서 인정받는 뇌 건강 전문가입니다. 한 노부인이 "제 나이가 일흔여섯인데 치매 예방을 시작하기에 너무 늦은 게 아닌가요?" 하고 묻자 이렇게 답해요.

"일흔일곱 살까지만 살 거라면 늦었습니다. 하지만 아흔까지 살고 싶다면 지금이 가장 좋은 때입니다."

저자는 강연에서 "여러분, 혹시 여든다섯 살 이상 살고 싶은가요?" 하고 물어봐요. 사람들이 그렇다고 대답하면 이렇게 일러주죠.

"여든다섯 살이 넘은 노인의 절반이 치매를 진단받거나 증상을 보인다는 것을 잊지 마세요."

아, 수명이 점점 길어질수록 무려 50퍼센트가 넘는 발병률을 자랑하는 치매에 대비해야 합니다. 저자가 치매를 예방하기 위해 습관적으로 확인하라고 조언한 다섯 가지 숫자가 있어요. 저도 메모장에 잘 보이게 적어두고 수시로 체크합니다.

첫째, 체질량지수BMI

비만은 뇌 조직 감소, 활동 저하와 직접적인 연관이 있어요. 알츠하이머 위험을 2배나 높이고요. 지방세포가 염증성 물질을 분비한다는 점에서 체중 관리의 목표는 '멋진 외모'가 아니라 '건강한 뇌'로 바뀌어야 합니다. 체질량지수는 비만을 분류하는 척도인데 한국인은 18.5~22.9가 정상이며, 25 이상은 비만으로 분류됩니다.

체질량지수를 측정하는 방법은 몸무게를 키의 제곱으로 나누는 것입니다.

$$\text{예시)} \quad \frac{\text{몸무게(kg)}}{\text{키(m)}^2} = \frac{73}{1.7^2} = 25.25 \rightarrow \text{비만}$$

공식이 정해져 있어 보건소나 헬스클럽에 있는 체성분 분석기

(인바디)로 측정할 수 있고 스마트 체중계로 측정할 수도 있습니다. 저는 키 171cm에 체중 63kg으로 BMI는 약 21.6, 정상입니다.

둘째, 허리둘레 대 신장 비율ᵂᴴᵗᴿ

허리둘레는 키의 절반(0.5) 미만이 좋습니다. 허리둘레는 숨을 내쉰 상태에서 배를 집어넣지 않고 배꼽 부위를 줄자로 재면 됩니다. 챗GPT에게 물어보니 키가 171cm라면 허리둘레는 33.7인치 이하가 이상적이랍니다. 바지 사이즈가 32인치 이하라면 대사질환 위험이 매우 낮고요. 34인치 이상이라면 복부 비만의 위험 신호입니다. 제가 한때 허리 사이즈가 34인치였던 적이 있었는데요. 간헐적 단식과 운동으로 29인치까지 줄였습니다. 뇌 건강을 위한 투자로 벨트 한 칸을 줄이는 것만 한 게 없답니다.

셋째, 필요·소비 칼로리

우리 몸에 필요한 에너지의 정확한 양을 알아야 과잉 섭취로 인한 '몸의 파산'을 막을 수 있어요. 저는 요즘 잘 먹되 적게 먹고 덜 자주 먹으려고 애써요. 포털사이트에서 '기초대사량 계산기'를 검색해 키와 몸무게, 나이를 입력하면 필요 칼로리를 알 수 있어요. 건강 검진을 받을 때 결과지에 기초대사량이 기재됩니다. 소비 칼로리를 계산하는 건 스마트폰 앱을 이용해야 하는데, 식사를 차린 식탁 사진을 찍으면 추정치가 나오는 앱도 있고 아예 먹은 음식을 입력해서 계산해주는 것도 있습니다.

넷째, 일일 과일·채소 섭취량

아침마다 채소로 샐러드 볼을 가득 채웁니다. 자연스러운 포만
감으로 칼로리 조절에 도움이 되거든요. 섭취량을 정확하게 계산하
기는 쉽지 않아요. 대략 사과 한 알, 채소 한 주먹을 80~100그램 정
도로 보는데요, 세계보건기구는 하루에 400~500그램 이상을 섭취
하길 권장합니다.

다섯째, 일일 수면 시간

하루에 7~8시간에 못 미치는 수면은 노화를 재촉합니다. 수면
시간이 6시간 미만인 사람은 뇌 혈류 저하와 인지 기능 손상이 생
길 수 있어요. 특히 만성 불면은 사망률을 크게 높입니다. '잠은 죽
고 나서 충분하게 자면 되지'라고 생각하다가 너무 일찍 영면에 들
수 있어요. 수면 시간은 스마트워치로 재는 게 좋은데, 기기가 없다
면 스마트폰 앱을 이용할 수도 있어요. 저는 침실에서 불 *끄*기 전에
시간을 확인하고 아침에 눈뜨면 시간을 확인해서 수면 시간을 체크
합니다. 규칙적이 되면 사실 거의 측정할 필요가 없어져요.

     김민식의 내 몸을 바꾸는 평생 루틴

매주 월요일에 체중과 허리둘레를 측정하는데요, 벨트 칸이 늘어나면 뇌세포가 줄어들고 있다는 신호로 받아들여요. 매일 아침 채소와 과일로 뇌에 항산화제를 공급하고, 10시에서 5시까지 숙면을 취합니다. 치매 예방 루틴이기도 하지만 삶 전체가 건강해집니다.

밤에 잘 자기 위해 아침 5시에서 6시 사이에 일어납니다. 오전에 생산성이 높은 아침형 인간이거든요. 사람은 깨어 있는 시간이 길어질수록 뇌에 아데노신이라는 졸음 물질이 쌓이는데요, 아데노신이 충분히 쌓여야 밤에 깊은 잠이 옵니다. 아침 7시 이전에 일어나면 밤 10~11시쯤 아데노신이 충분히 쌓이지만, 아침 10시에 일어나면 새벽 2~3시까지도 잠이 잘 오지 않고요, 결국 늦게 잠들고 늦게 일어나는 악순환이 되풀이됩니다.

아침 식사를 마치면 꼭 산책을 나갑니다. 일이 없어 종일 집에서 책을 읽고 원고 작업을 하는 날도 꼭 동네 한 바퀴는 돌고 옵니다. 아침 햇빛이 눈의 망막을 통해 뇌의 시교차상핵에 신호를 보내 하루의 생체 리듬을 리셋하거든요. 햇빛을 늦게 보면 멜라토닌 분비가 늦게 시작되어 밤늦게까지 잠이 안 옵니다. 아침에 일찍 일어나 10~15분 정도 햇빛을 보는 것이 수면 루틴에서 가장 놓치기 쉬운 거예요.

일이 없는 날에는 탁구를 치거나 줌바 댄스를 하거나 슬로 조깅을 합니다. 오전에 땀을 흘리며 운동량을 늘리면 점심을 먹고 낮잠이 솔솔 옵니다. 오후 2시에서 3시 사이에는 20분 내외로 짧게 낮잠(파워냅)을 즐깁니다. 새벽 6시에 일어나 운동을 하고 글을 쓰고 강연을 다니는 등 바쁜 오전을 보내느라 지친 뇌의 피로를 잠깐 풀어주고요. 낮잠 자는 동안 뇌는 단기기억을 정리하고 새로운 정보를 저장할 '뇌의 여유 공간'을 만들어줍니다. 하루 종일 공부하는 학생이나 강의가 많은 선생님에게 특히

김민식의 내 몸을 바꾸는 평생 루틴

큰 도움이 됩니다. 스트레스는 줄이고 창의력은 키우고 면역력까지 높여줍니다.

은퇴하고 가장 좋은 건 낮잠을 마음껏 즐길 수 있다는 것인데요, 단, 10~20분 정도 짧게 자는 게 핵심입니다. 30분을 넘기면 깊은 수면 단계에 들어가서 깨기 어렵고 '수면 관성(멍함)'이 생겨 오히려 더 피곤할 수 있어요. 그리고 오후 4시 이후에는 낮잠을 피합니다. 너무 늦게 낮잠을 자면 밤에 잠이 오지 않거든요.

저녁 식사는 특별한 일이 없는 한 저녁 6시 이전에 마칩니다. 그래야 밤 9시에서 10시 사이에 잠드는 데 지장이 없어요. 적당한 공복이 수면에 도움이 되거든요. 물론 이것 또한 제가 은퇴자니까 가능한 루틴입니다. 직장 생활을 하면 저녁 시간이 늦어질 수밖에 없지요. 그래도 야식은 피하는 게 좋습니다.

저녁을 먹고 7시에서 9시 사이에는 종이책을 봅니다. 가급적 실내조명을 낮춘 상태에서 독시를 하고요. 벽돌책을 선호하는데, 몇 장 넘기지 않아도 졸음이 쏟아지거든요. 잠자리에 들기 전에는 암막 커튼을 쳐서 사방을 컴컴하게 만듭니다. 알람은 끄고 느긋하게 숙면을 즐깁니다.

4부

잘 놀아야
잘 산다

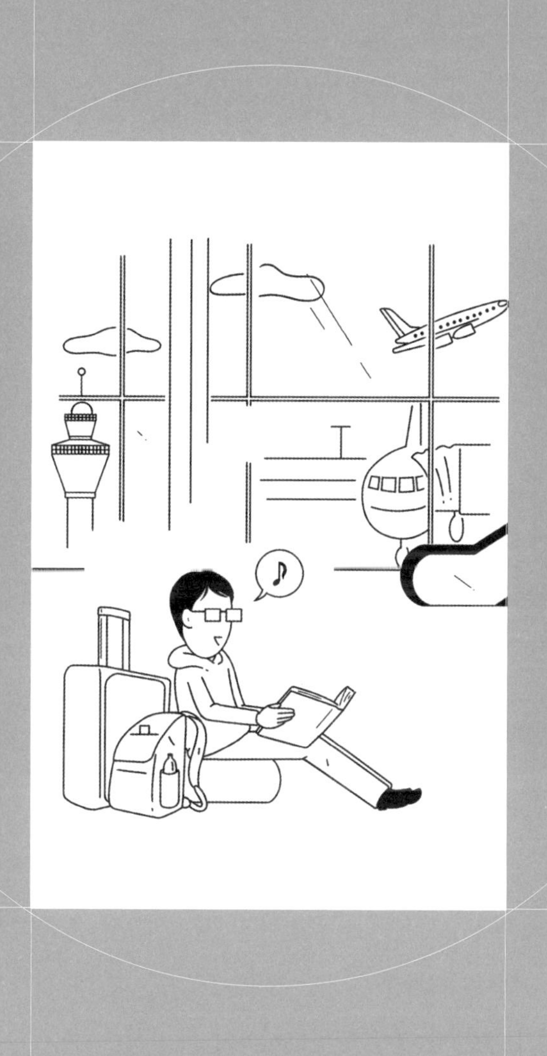

노는 인간의 시대

2019년 12월 9일, 수험생이었던 큰딸 민지가 수능을 봤어요. 고생한 수험생을 위해 블로그에 글을 올렸습니다.

"수험생 여러분, 그동안 정말 고생 많으셨습니다. 여러분 고생한 건 제가 잘 알아요. 평생 어른들이 하라는 일을 열심히 하면서 살아왔지요. 어려서 우리말도 서툰데 영어를 배우고, 초등학교 수학도 힘든데 중학교 수학을 선행하고, 정시 준비도 어려운데 그 와중에 수시 준비도 했잖아요. 심지어 수능은 모든 과목을 다 잘해야 하잖아요? 그건 정말 어렵거든요. 네, 제가 공업수학에서 F학점을 몇 번 받아봐서 알아요.

     김민식의 내 몸을 바꾸는 평생 루틴

그런데요, 모든 걸 다 잘할 수도 없고, 그럴 필요도 없어요. 수능은 못 봐도 괜찮고, 안 봐도 괜찮아요. 앞으로 인공지능이 우리보다 공부를 더 잘할 거고, 로봇이 우리보다 일을 더 열심히 할 거예요. 인공지능의 시대는 달리 말하면 '노는 인간의 시대', 즉 노는 게 직업이 되는 시대입니다.

인간과 로봇의 일을 구분하는 척도는 재미입니다. 인간이 재미를 못 느끼는 일, 이를테면 위험하고 지루하고 더러운 일은 로봇이 하게 됩니다. 재미없는 일은 로봇에게 맡기고 우리 인간은 재미난 일을 찾아야 합니다. 로봇에게 절대로 양보할 수 없는 재미난 일을 찾는 게 앞으로 진로 탐색의 관건입니다. 재밌는 일을 찾기 위해서는 우선 잘 놀아야 합니다. 소위 놀아본 짬에서 나오는 바이브가 있어야 그것을 토대로 일을 할 수 있겠죠. 그렇디면 노는 인간의 시대, 어떤 놀이를 해야 할까요? 저는 세 가지 기준을 갖고 있어요.

첫째, 나의 즐거움이 타인의 괴로움이 되지는 않는가? 타인의 고통 위에 나의 행복을 쌓지는 말아야 합니다. 도박이 그래요. 내가 돈을 따면, 돈을 잃은 사람은 괴롭겠지요. 내가 돈을 잃으면 나의 가족이 고통받을 수 있어요. 그래서 저는 도박은 안 합니다.

둘째, 현재의 즐거움이 미래의 괴로움이 되지는 않는가? 지금은 즐겁지만 궁극적으로 건강을 해치게 되어 미래의 내게 피해가 가는 놀이는 피합니다. 그래서 저는 자극적인 리얼리티 쇼는 즐기지 않아요. 넷플릭스 몰아보기도 안 합니다. 일단 한번 빠져들면 밤새 TV 앞에 앉아서 어느새 야식도 먹고 있게 되더라고요. 같은 맥락에서 술과 담배도 안 합니다.

셋째, 지금은 힘들어도, 언젠가 쉬워지는 일인가? 즉 나의 성장을 가져다주는 놀이인가를 봅니다. 놀수록 사람이 퇴보하는 놀이가 있고, 발전하는 놀이가 있어요. 돈으로 아이템을 사서 캐릭터가 세지는 게임은 안 합니다. 처음엔 번번이 져도 결국 나의 전략과 기술로 이기는 게임이 재밌어요. 올해 다시 왕좌를 되찾은 페이커(이상혁)는 평정심을 유지하기 위해 항상 책을 본다고 해요. 게임으로 멋지게 성장하는 사람의 본보기죠.

이 3가지 기준을 가지고, 제가 찾은 3가지 즐거움이 있어요. 바로 독서, 여행, 연애입니다. 여러분이 10년 후 일을 찾아 떠날 세상에 어떤 변화가 있을지 아무도 예측할 수 없어요. 노는 인간의 기본적인 마음가짐은 미지의 세계로 떠나는 탐험을 기꺼이 즐긴다는 겁니다. 독서, 여행, 연애의 공통점이 바로 미지의 세계로 떠나는 탐험입니다. 책을 한 권 펼치면 끝까지 읽기 전에는 어떤 이야기가 나올지 알 수 없어요. 여행, 나를 낯선 공간, 낯선 사람들 속으로 보내는 일이지요. 연애, 특히 더 그래요. 새로운 사람을 만나는 건 새로운 우주를 만나는 일이거든요.

                     김민식의 내 몸을 바꾸는 평생 루틴

수능을 마친 여러분, 이제 책을 읽고, 여행을 다니고, 연애를 마음껏 즐기셨으면 좋겠습니다. 이 세 가지는 오십 평생 동안 제가 찾은 '김민식의 놀이'이고요. 여러분은 이제 여러분의 놀이를 직접 찾아나섰으면 좋겠어요. 그동안 고생 많으셨어요. 이제 마음껏 놀이를 즐기시기 바랍니다. 파이팅!"

수능을 끝낸 딸과 그 친구들을 위한 응원의 메시지를 보낸 건데요, 딱 1년 후, 제가 명예퇴직을 하고 나니까 나 자신을 위한 격려의 글이 되더군요. '그래, 어려서 죽어라 공부했고 어른이 되어 30년을 죽어라 일했으니 이젠 인생 2막을 위해서라도 다시 노는 인간의 본분으로 돌아가야겠구나!' 마음먹으며 무엇보다 건강을 지키기 위해서는 잘 놀아야 한다고 생각했어요. 자칫 허투루 놀다가 내가 즐기는 도락이 쾌락이 되고 쾌락에 중독되었다가 병에 걸릴 수도 있거든요. 100세 시대에 제게 남은 50년은 잘 노는 사람이 잘 사는 시대가 될 거라 확신합니다.

AI 시대, 일자리의 미래는 어떻게 될까요? 인공지능 통역기가 등장하고 난 후, 모교인 통역대학원 교수로 일하는 친구에게 물어본 적이 있어요. "한국외대 통역대학원 졸업생들의 진로는 어떤가요?"라고 물으니 아직은 크게 영향이 없는데, 통번역의 저가 시장은 초토화되었다고 하더군요. 조기 유학을 다녀왔거나 어학 관련 공부를 하고 통번역 아르바이트를 하던 사람들은 아예 설자리가 없어졌다고 합니다. AI는 반복·표준화된 작업에 강해요. 기계적 번역, 단순 회의 통역, 이메일 요약, 음성 인식 후 텍스트 변환 등의 작업은 규칙 기반에 방대한 데이터 학습만 되면 AI가 훨씬 빠르고 정확하게 처리할 수 있습니다. 내가 하는 일이 반복적이고, 표준화할 수 있는 일이라면 그 일은 인공지능이나 로봇이 대체할 겁니다.

"그래서 강사님이 보기에 앞으로 AI가 대체할 수 없는 직업은 무엇인가요? 좋은 일자리 추천 좀 해주세요."

'인공지능의 시대, 일자리의 미래'라는 주제로 강연을 하면 꼭 이렇게 묻는 사람이 있어요. 인공지능이 빼앗지 못하는 일을 찾는 게 중요한 게 아니라, 인공지능의 대체 여부와 상관없이 내가 정말 좋아서 하는 일을 찾아야 해요. 인공지능의 성능은 무조건 좋아질 겁니다. 기능적으로 상대하는 건 힘들어요. 그렇지만 좋아서 하는 사람은 절대 못 당합니다. 제게는 강의가 그렇고 글쓰기가 그래요. 저는 저보다 글 잘 쓰고 말 잘하는 생성형 인공지능이 나와도 글쓰기나 말하기의 즐거움을 포기할 생각은 없습니다. 꾸준히 이 일은 계속해나갈 겁니다. 왜냐, 노는 인간이니까요.

100세 시대에는 나이 칠십이 넘어서도 일을 해야 합니다. 70대에도 일을 하려면 50~60대부터 공부해야 합니다. 놀면서 성장하면 얼마나 좋아요. 그래서 공부를 놀이처럼 합니다. 70대의 나를 위해 생산성으로 이어질 수 있는 놀이를 찾아요.

매일 1시간 이상 독서를 합니다. 짝수 달마다 여행을 가요. 젊었을 때 연애랑은 다르지만 사랑하는 사람과 많은 대화를 합니다. 독서, 여행, 연애는 지금도 계속하고 있는 나만의 놀이입니다.

나의 쓸모를
찾아서

2020년에 명예퇴직을 했어요. 퇴직 후 한동안 힘들었지요. 평생 다니던 직장을 잃고 매달 꼬박꼬박 나오던 월급이 끊기고 매일 마주하던 동료들을 더 이상 볼 수 없게 되었죠. 빈집 같은 마음으로 몇 달을 그저 집 안에만 틀어박혀 지내다 보니, 어느새 내 삶의 존재 이유가 사라진 것 같은 우울감에 빠져들었어요.

퇴직 이후의 삶은 두 갈래로 나뉘는 듯합니다. 노년이라는 틀에 갇혀 '그땐 참 좋았지' 하며 과거만을 그리워하다 허송세월로 남은 시간을 보내는 이들이 있고요, 반면, 정년 이후의 시간을 선물이라 여기고 오히려 젊을 때보다 더 적극적이고 자유롭게 살아가는 이들도 있습니다. 100세 시대라 해서 모두가 행복한 것은 아닙니다. 이

전의 삶에서 누렸던 행복과는 결이 다른 행복의 철학이 필요합니다.

《아직 긴 인생이 남았습니다^{定年をどう生きるか}》는 《미움받을 용기^{嫌われる勇氣}》로 수많은 독자에게 큰 울림을 준 기시미 이치로^{岸見一郎}의 책입니다. 그는 이 책에서 "노년은 결코 무대의 막이 내린 뒤 퇴장하는 삶이 아니다"라고 말합니다. 은퇴 후에도 여전히 무대 위의 주인공으로 살아갈 수 있다고요. 불안, 태도, 일, 인간관계, 행복, 미래. 여섯 가지 주제를 통해 노후의 길을 철학자의 시선으로 안내합니다.

많은 사람들이 노후 행복의 조건을 돈에서 찾습니다. 그러나 돈만 있으면 행복할 것이라는 생각은 오히려 불행의 씨앗이 될 수 있습니다. 지금 불행한 게 돈이 없어서라고 느낄 수 있거든요. 알프레드 아들러^{Alfred Adler}가 말하는 '열등 콤플렉스'에 빠지는 것입니다. 열등 콤플렉스란 인생에서 마주하게 되는 문제를 건설적인 방법으로 해결하려 하지 않고 열등감을 내세워 자신을 속이는 것을 말하는데요, 불행의 원인을 돈으로 돌리고 돈이 없으니 할 수 있는 게 없다며 아무것도 시도하지 않는 겁니다. 돈이 없어도 할 수 있는 일은 있어요. 도서관에서 책을 빌려 읽거나 친구와 동네 공원을 산책하거나 유튜브를 보며 소일거리를 배울 수도 있어요. 소소한 설렘은 마음만 먹으면 얼마든지 찾을 수 있어요.

경제적 우위를 통해 자신이 우월하다고 믿는 사람은 퇴직 후 큰 충격을 받습니다. 수입이 줄자마자 존재 이유가 사라진 거 같거든요. 아이 양육만을 삶의 보람으로 삼은 이들이 '빈 둥지 증후군'을 겪는 것도 같은 이유입니다. 하지만 퇴직은 자신에게 주는 최고의 선물이고, 자녀의 독립은 그동안 아이를 잘 키워낸 증거입니다. 실패가 아니라 성공의 결과이지요. 문제는 외로움입니다. 외로움에서 벗어나는 법을 새롭게 배워야 합니다.

기시미 이치로는 젊은 시절에 낮에는 정신과 의원에서 월급 의사로 일했고요, 저녁에는 아들러의 책을 번역했습니다. 책 번역이 돈이 되지는 않지만 배우는 게 많고 상담에 도움이 되어 꽤 열심히 했어요. 그런데 병원 원장은 직원인 저자가 책 번역하는 걸 고깝게 여겼대요. 몸이 아파서 정밀 검진을 받았는데 이상이 없다는 결과가 나오자 원장이 쉬는 날까지 번역을 하니 본업에 지장이 생기는 거라고 핀잔을 주기도 했죠. 저자가 원장에게 쉬는 날에 골프를 치는 건 괜찮냐고 물었더니 그건 문제없다는 거예요. 그 말을 듣고 그는 '아, 나는 더는 이 병원에서 일하지 못하겠구나'라고 생각했어요. 심리학 공부가 너무 재밌어서 퇴근 후에도 쉬는 날에도 손에서 놓지 못하는 자신을 보면서, 지금이라도 전업 작가로 살아보자 마음먹었죠. 사표를 내니까 원장이 이렇게 말했대요.

"상담을 받으러 오는 사람들은 당신을 보고 온 게 아니라 우리 병원을 보고 찾아온 거요."

제가 MBC에 사표를 낼 때 비슷한 말을 들었어요.

"그동안 사람들이 너를 찾은 건 네가 MBC 피디라서 그런 거야.

 김민식의 내 몸을 바꾸는 평생 루틴

퇴사하고도 사람들이 너를 찾아줄 것 같아?”

심장이 쿵 내려앉았습니다. 그러나 아들러는 말합니다.

“있는 그대로의 자신이 가치 있다고 믿을 때, 비로소 용기를 낼 수 있다.”

아들러 심리학의 핵심은 ‘소유’가 아니라 ‘사용’입니다. 무엇을 가졌는지가 아니라 주어진 것을 어떻게 활용하느냐가 중요합니다. 비싼 카메라를 가졌다고 누구나 좋은 사진을 찍을 수 있는 건 아닙니다. 휴대폰 카메라라도 사용법을 공부해 많이 찍으면 멋진 사진을 남길 수 있습니다. 은퇴 후 인생도 마찬가지입니다. 퇴직이 문제가 아니라, 그 현실을 어떻게 받아들이고 어떻게 살아갈지가 핵심입니다.

노후의 행복을 결정짓는 키워드는 ‘공헌감’입니다. 내가 누군가에게 도움이 된다는 감각, 그것이야말로 인생 2막의 가장 큰 보람입니다. 공헌은 자기희생이 아니라, 누군가에게 도움이 되고 세상에 쓸모 있다는 감각에서 오는 즐거움입니다.

저는 탁구를 좋아해요. 문제는 초보에게 진입장벽이 높은 운동이란 거죠. 누군가 내 공을 받아줘야 연습을 할 수 있는데요, 초보랑 랠리를 하다 보면 엉뚱하게 친 공 주우러 다니다 시간 다 가요. 제가 초보일 때 제 공을 계속 받아주신 고수들이 있어요. 불리해도 저랑 한 팀이 되어주셨는데, 그 덕분에 제가 초보 딱지를 뗐지요.

탁구장에 갈 때마다 제가 하는 다짐이 있어요. ‘신입회원이 오면

가장 먼저 반기는 사람이 되자.' 새로운 분이 오면 그분의 연습 상대
가 되어드리는 거죠. 하루 2시간 운동을 한다면 그중 20분은 신입
회원과 랠리 연습을 합니다. 초보의 공을 받아주는 사람이 탁구장
에서는 은인입니다. 나도 그런 은인을 만났으니 은혜를 갚아야죠.
내 실력을 키워 다른 신입회원에게 갚는 걸 보고 고수도 뿌듯해하
십니다.

은퇴하기 전에는 몰랐던 것들을 한꺼번에 많이 알게 됐어요. 나
의 쓸모를 찾는 게 우선입니다. 나의 쓸모란 내가 해왔던 일이나 내
가 좋아하는 일로 다른 사람에게 도움이 되는 일이지요. 집 안에 콕
틀어박혀 있지 말고 대문 밖으로 나와 나의 쓸모를 키워줄 공간이
나 공동체로 찾아가야 합니다. 젊어서 돈 버는 일을 보람으로 느꼈
다면, 그렇게 번 돈 만큼 당신이 낸 세금으로 우리 사회에는 꽤 든든
한 안전망이 마련되어 있지요. 그리 멀지 않은 곳에 나의 방문을 환
영해줄 좋은 이웃들이 있습니다.

하루에 한 가지 작은 선행을 하기로 마음먹어요. 지하철에서 자리
를 양보하거나 계단에서 캐리어를 들어주거나 탁구 신입회원과
랠리를 하거나. 기회가 있을 때마다 주저하지 않고 실천합니다.
못하는 날이 있어도 괜찮아요.

인생은
복식 경기다

〈조선에서 왔소이다〉라는 시트콤을 만들고 피디의 삼거지악, 즉 시청률 저조, 제작비 초과, 광고 판매 부신을 모두 이루며 조기 종영 당한 적이 있는데요, 저는 당시 프로그램을 지켜주지 않은 예능국 선배들에게 서운했어요. 〈논스톱〉으로 2년 반 동안 회사에 돈을 벌어 줬으면 실패해도 좀 봐줘야 하지 않나요? 조직이 나의 실패를 용납하지 않아도, 나는 나의 실패에 너그러운 사람입니다.

'그래? 그렇다면 기왕에 망한 거, 시트콤은 그만두고 드라마로 가서 새로 시작해보자.'

드라마국으로 자리를 옮겨 열심히 일했습니다. 그러다 노조 부위원장으로 파업을 주도한 후, 다시 시련을 만납니다. 대기 발령, 교육 발령, 정직 6개월까지 징계 3종 세트를 받았지요. 심지어 송출실로 쫓겨나 드라마 피디로서의 커리어가 끝났어요.

'그래? 기왕에 망한 거, 피디는 그만두고 작가로 새로 시작해보자.'

망할 때마다 실패를 딛고 다시 일어나는 저를 보고 "넌 회복탄력성이 참 좋아. 도대체 비결이 뭐니?" 하고 사람들이 물어봅니다. 저는 평생 잘 논 덕분이라 생각합니다. 놀이의 핵심은 실패가 상수라는 겁니다. 어떤 게임이 있는데 할 때마다 무조건 100퍼센트 승률이 보장되잖아요? 그러면 금세 싫증나요. 승부는 이기고 질 확률이 반반이기에 재밌는 겁니다. 저는 놀이를 통해 실패를 딛고 성장하는 기쁨을 맛보았고요. 잘나가다 예상치 못한 좌절과 시련이 닥쳐와도 별로 당황하지 않아요. 실패는 게임과 인생의 상수니까요.

'회복탄력성'이라는 개념을 국내에 처음 소개한 분이 김주환 교수님인데요, 《회복탄력성》을 보면, 소통이 잘되어야 회복탄력성이 높아지고, 소통을 잘하려면 긍정적 정서가 필요하다고 합니다. 소통 중에 가장 중요한 소통은 나 자신과의 소통인데요, '생각'은 내가 나와 나누는 대화입니다. 저는 항상 나 자신을 기죽이지 않으려고 나와 긍정적인 대화를 나눕니다. 20대에 영어책 한 권을 외우고선 못하던 영어 회화를 잘하게 되니 나를 좋아하는 마음이 생기더라고요. 자기 존중은 자존감을 길러줍니다. 어떤 일이든 공부하면 할 수 있다는 자신감도 생겨요. 무엇보다 타고난 조건과 관계없이 내 노력으로 내 상황을 바꿀 수 있다는 효능감, 나에 대한 긍정적인 감정

   김민식의 내 몸을 바꾸는 평생 루틴

들이 행복감을 만들어줍니다. 행복은 충족해야 할 조건이 있는 게 아니라 내면에서 우러나오는 감정입니다.

회복탄력성에 대한 흔한 오해가 있어요. 어떤 상황에서도 반드시 해내고야 말겠다는 '강한 집념'이 회복탄력성이라고 믿는 것이지요. 집착과 과도한 의지는 오히려 부정적 정서를 키워 회복탄력성을 떨어뜨립니다. 실패하면 저는 '응, 살다 보면 그럴 수 있지. 그 길은 내 길이 아니었나 보네' 하고 가볍게 단념합니다. 그런 다음 다른 기회를 찾아봐요. 회복탄력성은 성공에 대한 집념이 아니라 실패를 두려워하지 않는 마음가짐에서 나와요.

어려서 부모의 인정에 길들어진 사람은 자라서도 사회의 인정에 목말라합니다. 끊임없이 타인의 시선을 신경 쓰느라 정작 자신의 삶을 살지 못합니다. 무시당할까, 비판받을까, 경멸당할까 두려움 속에 웅크린 채 살아가기도 하죠. 이 악순환에서 벗어나려면 타인의 인정에 대한 의존을 끊는 훈련이 필요합니다. 타인의 평가로부터 자유로워질 때 자기와의 관계가 회복되고, 그때 비로소 타인과의 관계도 건강해지며, 긍정적 정서가 자라고, 회복탄력성이 생겨납니다.

회복탄력성을 기르는 최고의 처방 중 하나는 운동입니다. 몸을 움직이면 뇌가 건강해집니다. 운동은 우울, 불안, 치매 등 병든 뇌를 회복시키는 특효약이며, 부작용은 없고 체중 조절 효과는 덤입니다. 무엇보다 마음의 건강을 위해 필수입니다. 김주환 교수님은 다음과 같이 운동하면 좋다고 권고합니다.

첫째, 유산소·근력·장력(스트레칭·요가) 운동을 골고루

하루 한 종목 1시간보다 세 종목 20분씩 하는 게 더 좋습니다.

둘째, 즐겁고 적당하게

처음부터 무리하지 말고, 오랫동안 운동을 쉬었다면 천천히 걷기부터 해봅니다.

셋째, 리듬 운동

음악과 함께하는 에어로빅·댄스스포츠가 정신 건강에 탁월합니다. 줄넘기도 음악과 함께하면 더 좋다고요.

넷째, 어떤 운동이든, 동료와 함께

친구와 하면 더 즐겁고 오래 운동할 수 있어요. 동호회나 주민센터 프로그램에 참여하는 것도 좋습니다.

다섯째, 야외 활동

주 1회 등산이나 걷기를 곁들이면 햇볕이 우울을 완화합니다.

김주환 교수님의 조언을 받아 나에게 맞는 운동을 찾아보기로 했어요. 예전과는 입장이 달라졌으니 지속 가능하게 놀 수 있는 방법을 고민했습니다. 세 가지 기준을 세웠어요.

　　　　　　　　김민식의 내 몸을 바꾸는 평생 루틴

첫째, 큰돈이 들지 않을 것

돈을 써야만 할 수 있는 놀이라면 그 돈을 벌기 위해 또 재미없고 힘든 시간을 보내야 합니다. 놀 시간은 늘었는데 돈 벌 기회는 줄어드니, 비용을 거의 들이지 않고도 매일 즐길 수 있는 놀이를 찾아야지요.

둘째, 여럿이 함께 즐길 수 있을 것

저는 평생 독서광·영화광·여행광으로 살았습니다. 셋 다 혼자 즐기는 취미지요. 책은 혼자 읽고, 보고 싶은 영화가 있을 때 혼자 극장에 가고, 여행도 혼자 훌쩍 떠납니다. 그런데 나이가 들수록 혼자 노는 것보다 여럿이 함께 노는 편이 정신 건강에 좋더군요. 사람은 사회적 동물이니까요. 그래서 새로 시작할 놀이는 가능하면 여럿이 함께 즐기는 스포츠를 골라봤어요.

셋째, 언제 어디서나 누구나 할 수 있을 것

한때 스키와 스노보드를 즐겼지만 겨울에만 가능해서 아쉬웠습니다. 서핑은 바다로 가야 하고, 산악자전거는 한 번 넘어지면 이제는 뼈가 잘 붙지 않을 나이라… 눈물을 머금고 다 접었습니다. 사계절 내내, 비가 오나 눈이 오나, 멀리 가지 않아도 되고 부상 걱정 없이 할 수 있는 놀이를 찾아야죠!

이 세 가지 조건에 딱 맞는 놀이가 탁구였어요. 동네 문화센터에서 월 3만 5000원만 내면 주 3회, 레슨까지 포함해 회당 한 시간까지 운동할 수 있고, 65세 이상이면 반값 할인 혜택도 있습니다. 단식, 복식, 리그전 모두 가능하니 둘이서도, 여럿이서도 함께 즐길 수 있지요. 무엇보다 탁구는 여든에도 즐길 수 있는 유일한 구기 종목이라는 점이 마음을 사로잡았습니다. 평생 즐기고 싶은 이유입니다. 탁구를 하며 깨달은 점도 세 가지입니다.

첫째, 탁구의 행복은 강도가 아니라 빈도

나이 예순이 넘으면 축구·농구·배구는 체력적으로 부담이 큽니다. 골프는 라운드 비용도, 날씨도, 미세먼지도 변수입니다. 반면 탁구는 실내 스포츠라 사시사철 가능합니다. 10분 동안 쉬지 않고 네트 위로 공을 넘기다 보면 아, 탁구가 주는 즐거움의 빈도를 따라갈 운동이 있을까 싶어요.

둘째, 노후에 대한 인식 변화

어느 날 탁구장에 '김준창 회원님 팔순을 축하합니다'라는 플래카드가 걸렸습니다. 저는 그분을 예순 후반쯤으로 봤거든요. 라켓만 잡으면 날아다니셨어요. 나이 팔십이 되면 늙고 병들어 집에만 틀어박혀 있을 거라 생각했던 제 편견이 순식간에 사라졌어요. 건강을 잘 관리한 노인은 나이 팔십에도 젊은이들 틈에 끼어 제대로 실

     김민식의 내 몸을 바꾸는 평생 루틴

력을 보여줄 수 있습니다. 탁구 고수 어르신들을 보며 기나긴 노후가 더욱 기대됩니다. 언젠가 저도 팔십에 한참 어린 회원을 가볍게 제압하는 날이 오겠지요.

셋째, 복식으로 멘탈 강화

문화센터 탁구장에선 복식 게임을 자주 합니다. 복식은 넷이서 즐기니 공간 활용이 좋고 번갈아 치니 체력 부담도 덜합니다. 보통 가장 못 치는 사람과 가장 잘 치는 사람이 한 팀을 이루어요. 저는 늘 제일 고수와 한 팀을 이룹니다. 네, 제가 우리 탁구장에서 최고 하수거든요. 탁구를 시작한 지 3년이 넘었지만 여전히 하수예요.

고수와 한 팀일 때 중요한 건 멘탈입니다. 탁구는 네트에 걸려도 아웃, 탁구대를 벗어나도 아웃입니다. 아웃을 피하기 위해 초보는 공을 띄워 네트를 넘기고요, 살살 쳐서 탁구내를 벗어나지 않게 합니다. 아웃은 면했지만 살살 친, 높게 뜬 공은 상대의 스매시 찬스입니다. 상내가 강하게 공격을 하면, 제 파트너가 그 공을 받아야 하는데요, 이게 어렵습니다. 실점은 파트너가 했어도 공격의 빌미는 제가 준 셈이지요. 그래서 저는 바로 말합니다.

"죄송합니다. 제가 공을 띄웠습니다."

다음 차례에선 망설이지 않고 세게 칩니다. 네트에 걸리거나 밖으로 나가더라도 강하게 친 공을 상대가 겨우 넘기면, 그 공은 제 파트너에게 결정타의 기회가 되거든요.

복식 경기에서 인생을 배웁니다. 과거의 나와 현재의 내가 함께 플레이를 하고, 현재의 내가 미래의 나와 함께 플레이해요. 중요한 건 과거로 돌아가 도울 수는 없어요. 제가 도울 수 있는 건 오직 미래의 나뿐입니다. 지금 실패해도 제 파트너에게 결정타의 기회를 만들어주는 게 탁구로 기른 저의 멘탈입니다.

직장 생활을 하면서 30년 동안 부지런히 저축했어요. 국민연금·퇴직연금·개인연금, 이른바 연금 3종 세트를 갖췄고, 덕분에 55세부터 연금 수령을 시작해 돈 걱정 없이 지냅니다. 30대의 내가 50대의 나를 도와준 덕분이지요. 이제는 70대의 나를 위해 건강 관리를 열심히 합니다. 지금의 나와 미래의 내가 한 팀을 이뤄 경기를 하는데요, 누가 더 뛰어야 할까요? 당연히 조금이라도 젊은 지금의 나입니다. 앞으로 남은 날 중 가장 젊고 건강한 내가 70대의 나를 위해 망설이지 않고 라켓을 휘두릅니다.

<hr>

(**김민식의** 건강 루틴)

탁구를 처음 배울 때, 매일 5분씩 벽을 보고 허공에 라켓을 휘두르며 바른 자세를 만들고요, 일주일에 2회 개인 레슨을 받습니다. 그렇게 실력이 늘어 주말 오전마다 3시간씩 단식 리그전을 펼치지요.

  김민식의 내 몸을 바꾸는 평생 루틴

치매를 예방하는 가장 즐거운 방법

저는 노는 데 진심입니다. 노는 인간 김민식이 가장 두려워하는 병은 바로 치매입니다. 하루하루기 너무나 새뫘고 소중한데 이 모든 추억을 잊게 된다면 생각만 해도 막막해집니다. 아버지가 치매 진단을 받고 《이은아 박사의 치매를 부탁해》를 읽었는데요, 치매에 취약한 유형이 있더라고요.

첫째, 잘 넘어지는 사람

보행 중추는 전두엽에 있고 전두엽은 우리 뇌에서 3분의 1을 차지할 만큼 큰 부위입니다. 특별한 이유 없이 자주 넘어진다면 전두엽 기능 저하의 신호일 수 있습니다. 실제로 노년기에 치매 진단을 받은 분들 중 상당수가 젊을 때부터 남보다 자주 넘어졌다는 말씀을 하신답니다.

둘째, 법과 규칙을 가볍게 여기는 사람

뇌의 핵심 기능 중 하나는 외부 자극에 적응하고 절제하는 능력입니다. 규칙을 기억하고 행동이 규칙에 맞는지 판단하는 뇌의 기능이 손상되면 무단횡단을 하고 쓰레기를 무단으로 버리는 등의 행동을 하게 됩니다. 심지어 잘못을 저지르고도 죄책감이나 위기감을 못 느끼고 이를 정상으로 받아들이는 습관적 무감각에 빠질 수도 있고요. 일상에서 사소한 규범을 반복적으로 무시한다면 뇌 건강을 점검해볼 필요가 있습니다.

셋째, 화를 잘 내는 사람

운전을 하다 보면, 신호가 바뀌어도 멈춰 있거나 뒤차가 갑자기 추월하는 바람에 놀라서 화가 날 때가 있습니다. 보통 남의 사정을 헤아리지 못하고 내 감정에만 매몰되면 화가 나는데요, 상황을 이해하고 감정을 조절하는 힘이 약해지면 작은 일에도 쉽게 '욱'하게 됩니다. 이는 치매 위험의 신호일 수 있어요. "나는 성격이 불같지만 뒤끝은 없다, 쿨하다"라고 말하는 경우도 있지만, 저자는 그 상황 자체를 잊어버린 것일 수 있다고 합니다. 버럭 화내는 습관을 억제하고 감정을 다루는 연습 자체가 인지 기능 훈련입니다.

　김민식의 내 몸을 바꾸는 평생 루틴

치매는 인생의 거울과도 같습니다. 같은 치매라도 젊어서부터 남을 의심하지 않고 화를 누그러뜨리며 긍정적 습관을 쌓아온 사람들은 주변과의 관계를 비교적 잘 유지해요. '꽃 같은 치매'라고 부릅니다. 반대로 망상과 우울이 두드러져 주변 사람들에게 공격적으로 구는 '나쁜 치매'도 있어요.

이은아 박사님이 진료실에서 만난 한 환자의 사례가 있어요. 치매로 가족의 이름도 잊은 할머니가 유일하게 반복하던 말은 "죽어라, 죽어!"였습니다. 이유가 궁금해 보호자인 할아버지께 여쭈니, 할머니의 치매 간병이 힘들어 화가 날 때마다 본인이 그렇게 말하곤 했다고요. 그 말을 들은 할머니가 깊이 상처받았을 겁니다. 병이 진행되자 다른 좋은 말은 다 잊고 가장 아픈 말만 남아 남편에게 그대로 되돌려준 것이지요. 치매 이후에도 슬프지 않게 살려면 젊을 때부터 좋은 기억을 많이 심어야 합니다. 기쁜 일, 따뜻한 말을 머릿속에 오래 저장하는 훈련이 필요해요. 치매에 걸리지 않길 간절히 바라지만 피할 수 없다면 '항상 웃기만 하는 치매 어르신'이 되고 싶어요.

젊어서 잘 놀면 늙어서도 잘 놀 수 있고요. 잘 논다는 것은 몸과 마음에 건강한 스트레스를 주는 겁니다. 웃고, 움직이고, 배우며 좋은 기억의 저장고를 넓혀가는 것, 그게 치매를 늦추고 노년을 풍요롭게 만드는 가장 즐거운 예방법입니다. 〈알쓸신잡〉에 출연하여 재미난 과학 이야기로 시청자들을 즐겁게 해준 뇌과학자 장동선 박사는 《뇌는 춤추고 싶다》에서 이런 이야기를 합니다.

연구자들이 75세에서 80세 사이의 노인들에게 5년에 걸쳐 취미 활동을 조사했습니다. "당신은 십자말풀이를 하시나요? 당신은 테니스를 치나요? 아니면 당신은 춤을 추나요?" 등의 테스트를 이용해 실험 참가자들의 기억력과 정신의 유연성을 조사했는데요, 분석 결과, 오직 춤만이 치매를 효과적으로 막아주었어요. 독서, 십자말풀이, 카드놀이, 악기 연주와 비교해서 춤추기는 치매가 발생할 위험을 76퍼센트나 감소시킨답니다. 장동선 박사는 사람을 많이 만나고 교류하기, 몸을 움직이며 운동하기, 감정을 아낌없이 표현하기, 이 세 가지가 치매를 늦추는 좋은 활동이라고 합니다.

재미있게도 춤을 추면 이 세 가지가 모두 일어납니다. 사람을 만나고, 몸을 움직이고, 즐거움과 흥겨움이라는 감정을 몸으로 표현하죠. 이게 바로 제가 줌바 댄스를 즐기는 이유입니다. 댄스 동작을 통해 유산소 운동을 하는데요, 1시간 뛰면서 춤을 추고 나면 땀이 쫙 빠집니다. 춤도 추고 땀도 흘리고 진짜 젊어지는 기분이에요. 신나게 음악에 맞춰 여럿이 춤을 추는데 치매 예방까지 한다니, 줌바 댄스를 안 할 이유가 없습니다.

(김민식의 건강 루틴)

줌바 댄스든 라틴 댄스든 라인 댄스든, 동네 문화센터에서 하는 프로그램에 등록해 일주일에 한 번 꼭 춤을 춥니다.

김민식의 내 몸을 바꾸는 평생 루틴

놀 때 나오는 호르몬들

아버지의 평생소원은 아들이 의대에 가는 것이었는데요, 비록 의대는 못 갔지만 나이 오십에 의학 공부를 하고 있어요. 의대에서 하는 최고 강의를 유튜브로 볼 수 있는 세상이잖아요. 제가 좋아하는 나홍식 교수님은 고려대학교 의과대학 생리학교실 명예교수로, 최고의 강의를 제공한 공로로 수여하는 '석탑강의상'을 19회나 수상하셨답니다. 교수님의 저서 《What am I?》를 읽으며 우리 몸에 있는 다양한 호르몬의 역할을 재미나게 공부했어요.

우리에게 가장 익숙한 엔도르핀endorphin(endo: 안/내부 + morphine)은 말 그대로 우리 몸이 스스로 분비하는 아편입니다. '몸에서 나는 마약'을 경험하는 방법은 간단해요. 미친 듯이 달리면 됩니다. 마라톤 선수가 겪는 '러너스 하이'가 엔도르핀의 작품이니까요. 인류가 사냥을 하던 시절에는 먹잇감을 끝까지 추격해 잡을 수 있느냐가 생사를 갈랐어요. 힘들다고 포기하면 굶어 죽지요. 그 극한의 괴로움을 견디게 하려고 몸이 꺼내든 진통 카드가 바로 엔도르핀이었습니다. 심한 운동, 큰 흥분, 통증, 매운맛 같은 강한 자극이 들어오면 뇌에서 엔도르핀이 분비되어 고통을 완화하고 도파민과 함께 쾌감을 선사합니다. 매운 음식을 즐기는 사람은 매운맛 그 자체보다 먹고 난 뒤에 찾아오는 엔도르핀의 후광에 중독된 셈이지요.

한의학에서 통증을 완화하는 치료도 침으로 자극을 주어 엔도르핀을 분비해 진통 효과를 내는 겁니다. 외부 자극이 거의 없는 명상을 할 때에도 엔도르핀이 분비됩니다. 자극이 아주 강할 때도 거의 없을 때도 엔도르핀이 나온다는 거죠. 끼니마다 매운 걸 먹거나 마라톤을 하지 않아도 웃음과 스킨십으로 엔도르핀 효과를 얻을 수 있어요.

서로의 털을 골라주는 원숭이 무리는 피부 접촉(그루밍)을 통해 서로에게 엔도르핀과 안정감을 선물합니다. 인간은 털 대신 옷을 입고 살기에 피부 접촉이 상대적으로 부족한데요, 대신 웃음이라는 위대한 발명품으로 엔도르핀을 보충합니다. 여럿이 어울려 자주 웃고 하이파이브나 포옹, 악수와 같은 가벼운 신체 접촉을 하면 마음이 한결 느긋해집니다.

　　　　　　　　　　김민식의 내 몸을 바꾸는 평생 루틴

저는 탁구를 칠 때 틈만 나면 어르신들을 웃기려고 합니다.

"70대 어르신이 50대 신참 서브로 기죽이기, 있기, 없기?"

"라켓에 자석 붙였죠? 공이 자꾸 날아가서 붙네."

"와, 혼자 보기 아까운 실력이신데, 유튜브 채널 하나 만드시죠? 칠순의 백드라이브 연구소!"

파트너가 승점을 올리면 하이파이브로 손바닥을 시원하게 맞잡죠. 웃고 소리치고 껴안으면 재미는 두 배가 돼요. 혹시 "엔도르핀 중독되면 어쩌죠?" 하고 걱정하진 말아요. 아무리 웃어도 중독될 만큼 과도한 엔도르핀이 나오진 않습니다.

물론 게임을 하다 보면 흥분할 때도 있어요. "아니, 그게 왜 세이프예요? 아웃이지!" 사람이 흥분하면 부신수질에서 에피네프린과 노르에피네프린이 분비됩니다. 이 둘은 단기 스트레스에 대처하는 호르몬인데요. 글리코센을 포도당으로 바꿔 혈당을 올리고, 심장 기능을 촉진하고, 혈관을 수축해 혈압을 상승시킵니다. 호흡이 빨라지고 피부가 달아오릅니다. 이렇게 되는 이유가 있어요. 우리의 조상들이 포식자를 피해 달아나거나 사냥감을 잡을 때 생존 모드가 발동했기 때문인데요. 여기서 말하는 생존 모드란 몸이 '지금 당장 살아남아야 한다!'라고 판단할 때 즉시 가용한 에너지를 폭발적으로 뽑아내기 위해 자동으로 켜지는 비상 모드입니다.

수렵시대에 활성화되던 모드가 현대에는 게임, 갈등, 놀람 등의 심리적 자극을 받으면 작동하는 거예요. 보낸 문자에 답이 없을 때

'왜 나를 무시하지? 내가 싫어졌나?' 하면서 심기가 불편하죠. 심장이 빨리 뛰기 시작해요. 약속 시간이 다 되어 갑자기 약속을 취소하면 '애한테 난 우선순위가 뒷전인가 보네' 하며 호흡이 가빠집니다. 하지만 실상은 상대가 중요한 미팅 중이었거나 부모님께 급한 사정이 생겼던 걸 수 있어요. 상대의 악의를 확인하기 전까진 선의를 의심하지 말아요. 악의는 꽤 희귀한 겁니다. 대부분은 서툶과 피로, 우연, 예기치 못한 상황 때문에 생기는 실수죠.

갑자기 화가 치미는 건 끓는 국수 냄비의 거품과 같아요. 찬물한 컵만 부으면 거품이 가라앉아요. 에피네프린과 노르에피네프린은 분비 후 수초 만에 효소에 의해 빠르게 분해됩니다. 10~20초만 지나면 원래 상태로 복귀하거든요. 저는 화가 나면 들숨 4초, 날숨 8초를 5번 반복합니다. 1분 동안 호흡을 하며 방금 장면을 상대의 시선으로 재생해봅니다. 탁구는 공이 번개처럼 오가니까 상대 위치에선 선에 닿는 게 안 보였을 수 있겠네요. 그렇게 생각한 순간, 이미 흥분 곡선은 내려가고 있지요. 화를 잘 다스려야 오래 잘 놀 수 있습니다.

행복 호르몬이라 불리는 세로토닌이 부족하면 우울감이 깊어집니다. 오전에 햇볕을 받으며 걷기만 해도 세로토닌 분비가 촉진됩니다. 세로토닌은 기분을 안정시키고 활력을 올리며 지나친 충동을 다독입니다. 반대로 부족하면 우울, 강박에 이어 알코올이나 도박 같은 보상 추구 행동에 취약해집니다. 기억력과 집중력도 덩달아 떨어지죠. 그래서 공부나 일의 효율을 높이려면 책상 앞에만 있지 말고 짧은 산책을 하며 햇볕을 쬐는 편이 더 낫습니다. 저는 도서관에서 작업할 때 50분 집중하고 10분 걷기를 반복합니다. 걷는 동안 하늘을 한 번 올려다보고 먼 산을 스윽 바라보면 눈과 머리가 동시에 쉬어갑니다.

여기에 옥시토신도 빠질 수 없지요. 신뢰와 유대의 호르몬인 옥시토신은 부드러운 접촉, 따뜻한 말, 함께 웃는 시간에서 잘 분비됩니다. 옥시토신은 세로토닌과 엔도르핀과 함께 몸의 긴장을 풀고 마음을 느긋하게 만들어줍니다. 사람 사이의 온기가 마음의 보약이라는 뜻입니다.

우리 안의 호르몬들은 팀을 이뤄 우리의 마음 상태를 조율합니다. 엔도르핀으로 통증을 낮추고, 에피네프린과 노르에피네프린으로 위기의 순간을 빠져나오고, 세로토닌과 옥시토신으로 균형과 평온을 되찾습니다. 호르몬의 균형을 유지해 마음 건강을 관리하는 방법은 거창한 게 아니에요. 자주 웃고 적당히 땀을 내고 햇볕을 쬐고 서로 손을 잡고 화가 나면 20초만 기다린 뒤 천천히 숨을 쉬면 됩니다. 저는 오늘도 놀면서 순간순간 저의 감정에 집중해 내 안에서 어떤 호르몬들이 활약을 펼치고 있을지 생각해보아요. 내 몸에 대해 안다는 것은 또 다른 즐거움을 줍니다. 보이지 않지만 확실히 존재하는 것들의 하모니를 느낄 수 있게 되니까요.

탁구장 어르신들과 스킨십을 많이 합니다. 승점이 나면 하이파이브를 하고 게임이 끝나면 포옹을 해요. 집에 가기 전에는 악수를 하며 인사를 나눕니다.

김민식의 내 몸을 바꾸는 평생 루틴

마음에도
근력 운동이 필요하다

50대 또래들을 보면 잘 노는 사람이 별로 없어요. 노는 걸 불안해하는 사람은 많죠. 어려서부터 열심히 공부하고 열심히 일하라는 말만 들었지, 잘 놀라는 말은 거의 들어본 적이 없네요. '이러다 굶어 죽는 거 아냐?' 같은 불안은 두려움에서 비롯됩니다. 두려움을 없애려면 마음의 근육을 키워야 해요.

우리의 뇌에는 위기를 감지하는 보안 레이더 같은 편도체와 인간의 고등한 인지능력을 담당하는 전전두피질이 있어요. 편도체가 기나긴 수렵시대에 인간의 생존을 책임지는 지휘관이라면, 전전두피질은 현대 사회의 복잡한 문제들을 해결하는 전문가라 할 수 있어요. 두 영역은 뇌의 통제권을 두고 아주 팽팽한 싸움을 합니다.

편도체는 위기를 감지하면 비상 모드를 가동해 스트레스 호르몬인 에피네프린과 코르티솔을 분비시켜요. 등산을 갔다가 멧돼지를 만나면 일단 도망가야지요. 이때 필요한 것은 근육의 힘입니다. 심박수를 올려 근육세포에 더 많은 에너지와 산소를 공급하고요. 평소 많은 에너지를 쓰는 소화 기능이나 면역 시스템은 잠시 멈춥니다. 멧돼지의 생김새나 소리가 전전두피질에 도달하기 전에 정보를 가로채 일단 먼저 뒤로 물러서서 최고 속도로 달아나게 합니다. 피하고 보니 살아 있는 멧돼지가 아니더라, 그러면 전전두피질이 편도체에 억제신호를 보내 진정시킵니다.

불안하거나 공포를 느끼면 전전두피질은 제구실을 안 합니다. 차분하게 맥락을 파악하고 해법을 고민하는 전전두피질의 인지 기능은 편도체가 시도 때도 없이 비상 모드가 가동되면 점점 퇴화됩니다. 문제는 이 상태가 장시간 지속하면 소화와 면역 기능에 장애가 생기고 몸이 망가진다는 겁니다. 스트레스가 만병의 근원인 이유가 바로 여기에 있습니다.

마음의 근육을 키우는 것은 편도체를 안정시키고 전전두피질을 활성화하는 훈련입니다. 근육이 운동을 통해 강해지듯, 마음도 반복적이고 체계적인 훈련을 통해 단단해져요. 마음 근력이 강해지면 세 가지 변화를 경험할 수 있어요.

첫째, 정신 건강

불안과 두려움에서 벗어나고 감정 조절력이 향상됩니다. 억지로 분노를 억누르는 것이 아니라 애초에 분노나 불안이 일어나지 않는 상태에 가까워집니다.

둘째, 신체 건강

면역력이 강화되고 노화가 늦춰집니다. 근력 운동이 신체 노화를 막듯 마음 근력 훈련은 뇌의 노화를 늦추지요.

셋째, 성취 능력

집중력, 문제 해결력, 창의력, 설득력 등 전반적인 인지 능력이 향상됩니다. 공부, 스포츠, 비즈니스, 연구, 창작 활동 등 모든 영역에서 성과가 좋아집니다.

《내면소통》의 저자 김주환 교수님은 마음 근력 훈련을 하려면 명상을 통해 자신의 내면과 소통하는 게 중요하다고 강조합니다. 산길을 걷다 큰 돌이 길을 가로막고 있다고 상상해봅시다. 그 돌을 밀어내려고 힘을 써보면 엄청 무겁다는 것을 알게 됩니다. 꿈쩍도 하지 않는 돌과 사투를 벌이며 고통을 받습니다. 김주환 교수님은 이때 스스로에게 물어보라고 해요.

"나는 왜 이 무거운 돌을 밀고 있는가?"

"이 돌을 놓으면 안 된다고 느끼는 두려움은 어디에서 오는가?"

애초에 돌을 밀어내겠다는 마음이 없는 사람에게는 돌이 무겁지 않아요. 집착을 내려놓고 두려움의 실체를 파악해보는 게 마음 근력 훈련입니다.

편도체를 안정화하는 가장 효과적인 방법은 호흡 조절입니다. 자율신경계 가운데 우리가 의도적으로 개입할 수 있는 유일한 영역이 호흡인데요, 저는 이 책에서 명상 호흡법을 배웠어요. 날숨을 들숨보다 두 배 길게 내뱉는 거예요. 예를 들어 4초 들이마시고 8초 내쉬는 방식으로 10회만 반복해도 심박수는 내려가고 감정은 차분해집니다.

프리다이버는 잠수하기 전에 들숨보다 날숨을 두 배 더 길게 뱉어내는 횡격막 호흡을 3회 반복합니다. 그러면 30초밖에 숨을 참지 못하던 사람이 2~3분까지 버틸 수 있답니다. 횡격막 호흡으로 날숨을 길게 내뱉는 과정에서 몸속에 있던 이산화탄소를 최대한 배출하고 저장할 공간을 확보한 뒤, 마지막에 들숨을 깊게 들이마셔 산소를 최대한 채웁니다. 호흡을 하는 동안 심박수와 대사율이 낮아지면서 몸은 자연스럽게 최소한의 에너지로 잠수를 지속할 수 있는 상태가 됩니다.

프리다이빙 준비 호흡과 명상 호흡이 구조적으로 매우 비슷합니다. 목적은 다르지만 두 호흡법 모두 긴 날숨을 중심으로 신경계를 안정시키는 메커니즘이거든요. 프리다이버에게 긴 날숨은 오래

숨을 참기 위한 전략인데요, 일상에서의 긴 날숨은 감정을 가라앉히고 사고를 맑게 하는 데 필요한 도구입니다.

감정이 급격히 치솟거나 불안이 커지는 날이 있어요. 잠들기 전 마음이 소란스러워 쉽게 잠들지 못하는 때도 있습니다. 불안하면 숨이 가빠지는데요, 그때 저는 들숨보다 두 배 더 길게 날숨을 뱉으며 호흡을 합니다. 의도적으로 길게 내쉬는 숨은 미주신경을 활성화해 뇌에 '지금은 안전하다'는 신호를 보냅니다. 편도체의 과도한 반응이 잦아들고 심박수가 안정되며 몸은 스스로 균형을 찾아갑니다. 시험이나 발표를 앞둔 학생, 중요한 경기를 준비하는 운동선수 모두 4초 들숨, 8초 날숨을 반복해보면 즉각적인 효과를 경험할 수 있어요. 자기 전에 호흡을 습관화하면 숙면에도 도움이 됩니다.

마음 근력을 약화하고 편도체를 활성화하는 가장 큰 원인은 두려움입니다. 두려움을 방치하면 좌절하게 되고 거기서 분노가 싹틉니다. 모호한 두려움은 편도체를 자극하지만 호흡을 통해 전전두피질을 활성화해 두려움의 실체를 파악해보는 거예요. 대다수가 겪고 있는 만성 스트레스는 집착에서 오는 두려움이에요. 행복의 조건이라고 굳게 믿는 것을 얻지 못할까 봐, 또는 이미 가진 것을 잃게 될까 봐 전전긍긍하는 마음입니다. 그럴 때 물어봐요.

"내가 얻고자 하는 성공이 정말 나에게 행복을 주는가?"

"내가 이 성취를 잃으면 안 된다고 느끼는 두려움은 어디에서 오는 걸까?"

우리는 잃어버릴 수 있는 것에 집착해요. 절대로 누가 뺏어갈 수도, 잃을 수 없는 것들이 중요해지면 집착은 사라집니다.

저는 일상을 살다 감사한 일이 생기면 사진을 찍어둡니다. 친구와의 즐거운 만남, 점심에 먹은 맛있는 음식, 지하철에서 읽은 재미난 책을 사진이나 영상으로 기록하는데요, 그 모든 것이 '내가 오늘 행복한 이유'입니다. 전전두피질은 자신과 타인에 대한 긍정적 정보를 처리할 때 가장 크게 활성화되는데요, 감사하기는 지금 나에게 주어진 것을 긍정적으로 수용하면서(자기 긍정), 동시에 그것을 준 사람을 긍정적으로 받아들이는 것(타인 긍정)입니다. 이처럼 자기 긍정과 타인 긍정이 동시에 일어나기에 감사하기는 전전두피질을 활성화시키는 효과적인 훈련입니다. 감사 일기를 쓰는 것 역시 스트레스를 완화하고 마음의 근력을 키워주는 참 좋은 습관이지요.

(**김민식의** 건강 루틴)

행복한 순간마다(맛있는 식사, 친구와의 산책, 멋진 공간 발견 등) 사진이나 영상을 찍어두고, '내가 오늘 행복한 이유'라는 한 줄 감사 일기를 씁니다.

 김민식의 내 몸을 바꾸는 평생 루틴

멘탈이 나가면
남는 건 중독

"당뇨, 고혈압, 심장병 같은 성인병은 결국 정신과 질환이다"라는 말을 들어보았나요? 정신적 스트레스에 노출되면 우리 몸은 즉시 비상 모드로 전환됩니다. 시상하부가 호르몬과 자율신경을 조절해 맥박과 호흡을 올리고 긴급 대응을 위해 혈당과 콜레스테롤을 끌어올립니다. 스트레스가 사라지면 원상 복귀되지만 지속되면 몸에 탈이 납니다.

중년기 사망을 부르는 고혈압, 협심증 같은 심혈관 질환은 스트레스와 밀접합니다. 억눌린 감정과 분노가 쌓이면 자율신경의 불균형이 혈압을 올리지요. 스트레스를 푼다며 폭식과 과음을 반복하면 심장에 이중 부담이 됩니다. 완벽주의, 경쟁심, 공격성이 강한 성향의 사람일수록 스트레스성 심장질환에 더 취약합니다. 약속을 잘 지키고 일은 잘하지만, '너무 잘하려는 욕심'이 스스로를 소진시키는 겁니다. 스트레스로 심장에 무리가 느껴진다면 반드시 내과 치료와 정신과적 치료를 병행해야 합니다. 이러다 죽을 수 있어요.

스트레스로 신체 증상이 생기는 경우를 '정신신체장애', 뚜렷한 원인이 없어도 여기저기 아픈 경우를 '신체화장애'라고 합니다. "검사상 이상 없으니 신경 쓰지 마세요"라는 말을 들으면 더 답답해요. 신경성이라 해서 의지로 통증을 줄일 수는 없어요. 우리나라 주부에게 흔한 화병이 전형적 사례입니다. 가족이나 시댁과의 갈등으로 만성 스트레스가 쌓이면 가슴 두근거림, 답답함 같은 자율신경 증상으로 번집니다. 이때는 적절한 치료가 필요합니다. 먼저 약물로 신체를 편안하게 한 뒤 심리 상담으로 마음의 갈등을 풀어야 해요. 무엇보다 가족의 인정과 지지가 필요하고요.

스트레스로 인한 신체 증상은 우리 몸이 보내는 사이렌입니다. 지금 같은 상태가 계속되면 문제가 생길 수 있다는 신호지요. 이를 무시하고 버티다 탈진기로 넘어가면 회복에 더 많은 시간과 에너지가 듭니다. 스트레스로 전전두피질에 손상이 생기면 중독에 빠지기 쉽습니다. 만성 스트레스로 인한 통증은 강력한 자극과 쾌락으로 잠시 잊을 수 있어요. 하지만 이게 반복되면 뇌는 점점 무뎌져 더 강한 자극을 요구하죠. 브레이크가 고장 난 멘탈은 인생을 망가뜨립니다.

                              김민식의 내 몸을 바꾸는 평생 루틴

술로 스트레스를 푸는 사람도 많은데요, 일정량 이상 마시면 술은 전두엽의 억제 기능을 마비시켜 '하면 안 돼!' 스위치를 꺼버립니다. 그러면서 평소 억눌렀던 행동이 튀어나오죠. 자살 시도자의 약 44퍼센트가 음주 상태라고 해요. 맨정신에는 통제력이 있었는데 우울과 과음으로 자살 충동을 실행에 옮긴 거죠. 우울할 때 과음으로 버티는 방식은 오히려 상황을 악화시킵니다.

술, 마약, 담배 등 여러 중독이 있지만, 코로나19 팬데믹 기간에 온라인 수업이 길어지며 스포츠 도박에 빠진 학생이 늘었습니다. 본인은 도박이 아니라 스포츠라고 착각합니다. '스포츠를 잘 아니까 돈을 딸 수 있다'는 친숙함의 오류에 빠진 겁니다. 많은 사람은 도박을 돈의 문제로 보지만, 본질은 즉각적 보상에 빠지는 뇌의 문제입니다. 술 마시고 일주일 뒤에야 술에 취한다면 누가 마시겠습니까? 모바일 게임은 목표 달성 즉시 아이템이 나오니 밤을 새우게 되지요. 즉각적 보상이 없으면 중독은 일어나지 않아요.

중독 치료의 관건은 대안입니다. 새해마다 금주를 결심해도 실패하는 이유는 '안 마시는 것'만 결심하고 대신 할 일을 만들지 않기 때문입니다. 술을 안 마시고 집에 오면 할 게 없어요. 술 생각이 간절해집니다. 이를 막으려면 그 시간을 대체할 의미 있는 활동을 미리 준비해야 합니다. TV 프로그램 〈뭉쳐야 찬다〉를 보면 축구 동호인들이 등장합니다. 출연자들 모두 하나같이 건강한 중독자입니다. 누구도 해치지 않고 자신에게 이로운 운동 중독이죠. 중독은 중독으로 치료해야 한다고 하는데, 일단은 의사의 조언에 따르면서 스스로 술 대신 즐길 만한 것을 찾아내야 합니다.

저는 무언가를 시작할 때 스스로 묻습니다. 즉각 보상이 따르는가, 아니면 긴 투자 끝에 성과가 오는가. 저는 느리게 보상이 오는 일에 시간을 씁니다. 이제는 돈보다 시간이 많거든요. 문화센터에서 몸을 쓰는 주짓수를 배우거나 목공이나 가죽 공예, 꽃꽂이, 서예, 캘리그래피, 수채화, 영어회화를 배워보세요. 후배 중에는 퇴근 후 한잔하는 게 낙이었는데, 연애를 하면서 여자 친구와 함께 러닝에 빠져서 살도 빼고 삶이 완전히 바뀐 사람도 있어요. 즉각 보상은 아니지만 몰입의 즐거움을 느끼고 새로운 인간관계 속에서 삶이 훨씬 풍성해질 겁니다.

살다 보면 잘해보려고 노력할수록 일이 더 꼬이는 때가 있어요. 이럴 땐 욕심을 내려놓고 '그냥 살자'는 태도가 도움이 될 때가 있지요. 《신영철 박사의 그냥 살자》에서 저자는 '그냥'이라는 프레임이 행복하고 유연한 삶의 핵심이라고 말합니다. '그냥 살자'는 대충 살자가 아니에요. 상황과 타인의 말이나 행동을 있는 그대로 받아들이는 태도입니다. 주변에 있는 열 사람 중 나를 싫어하는 사람이 한 명은 있어요. 그렇다고 설마 나를 죽이겠어요? 최소한의 관계만 유지해도 됩니다. 너무 대놓고 비호감을 드러내면 내가 부러워서 그런가 보다 해요. 누군가의 퉁명스러운 한마디는 정말 그 한마디일 뿐, 명백히 반복되는 문제 행동이 없다면 기본적으로 상대를 선한

　　　　　　　　　김민식의 내 몸을 바꾸는 평생 루틴

사람이라 전제하는 게 좋습니다. 그냥 놔둬요. 어쩌면 우리를 괴롭히는 문제들 대부분은 생각보다 사소한 오해 때문일 수 있습니다. 우리 좀, 그냥 살아요. 스트레스 받지 말고.

운전을 하다 갑자기 끼어들거나 무리하게 추월하는 차를 보면 '집에 급한 일이 생겼나 보다' 해요. 신호가 바뀌어도 우두커니 서 있는 차를 보면 '인생의 기로에 있나 보다' 해요. 우리 모두 그런 적이 있잖아요.

나는 이런 사람이
되고 싶다

과도하게 멘탈이 강해 때로는 조증이 심해 보이는 제게 친구들이 그래요.

"너 하는 거 보면, 아무래도 정상은 아닌 것 같아."

그런가요? 저는 제가 정상이라 생각해요. 정신분석의 선구자 프로이트는 정상의 기준을 이렇게 말합니다.

"약간의 히스테리, 약간의 편집증, 약간의 강박을 지닌 상태."

세상에 문제없는 사람은 없습니다. 누구나 정도의 차이만 있을 뿐 크고 작은 문제를 안고 살아요. 스스로의 결함을 부끄러워하거나 부정할 필요가 없습니다. 자신은 늘 옳다고 믿는 사람보다 문제를 인정하고 고치려는 사람이 훨씬 더 건강하게 삽니다. 실수에 대해 후회하고 반성하며 '내일은 달라지자' 다짐하는 순간, 우리는 성장의 길 위에 서니까요. '만일 내가 인생을 다시 산다면 어떻게 살까?' 이 질문에 깊은 성찰을 담아낸 책이 있습니다.

《만일 내가 인생을 다시 산다면》의 저자 김혜남 선생님은 정신분석 전문의이자 두 아이의 엄마, 시부모를 모시는 며느리로 눈코 뜰 새 없이 바쁘게 살았어요. 그러다 2001년 마흔셋에 파킨슨병 진단을 받으며 삶이 크게 흔들립니다. 갑자기 아프면 세상이 원망스럽고 억울해지죠. "나는 그렇게 성실했는데, 왜 나에게 이런 병이…" 저자 역시 한동안 아무것도 하지 못한 채 침대에 누워 천장만 바라보았습니다. 밤에 혼자 화장실 가는 일조차 버거워지자 깨달아요.

 병이 초기라 아직 할 수 있는 일들이 있었지요. 그는 자리에서 일어나 오늘을 살고 다음 날을 또 살기 시작했습니다. 해야만 하는 일보다 미뤄둔 '하고 싶은 일'부터 하나씩 꺼내들었어요. 저는 이 책을 40대에 처음 읽었고 10만 부 기념 스페셜 에디션이 나와서 다시 읽었어요. 긴 시간이 지나 다시 봤는데도 말로 다 할 수 없는 울림을 주네요. 그때는 미처 못 느꼈던 또 다른 울림입니다. 책을 읽고 다섯 가지를 결심했습니다.

첫째, 제발 쉽게 '상처'라고 부르지 말자

삶에는 징검다리도 있고 가시덤불도 있습니다. 그것은 상처가 아니라 누구나 겪는 과정입니다. 징검다리는 두들기며 건너고 가시덤불은 살살 헤쳐가면 됩니다. 누군가의 지적을 '상처'로 받아들이면 세상은 금세 가해자와 피해자로 나뉩니다. 원하는 일이 뜻대로 되지 않을 때 먼저 그것이 합당한 욕구인지 돌아봐야 합니다. 문자답이 좀 늦는다고 "상처받았다"라고 말하는 습관부터 내려놓아야 합니다. 모든 것을 상처로 명명하는 순간 삶은 문제로 뒤덮입니다.

둘째, 사랑하는 사람을 함부로 '치유'하려 들지 말자

우리는 재투성이 소녀를 공주로 바꾸는 왕자가 되고 싶고, 왕자에게 걸린 괴물의 저주를 사랑으로 푸는 여인이 되고 싶어요. 심리학에서는 이를 '구원 환상'이라고 부르는데요, 구원 환상은 누군가 자신을 고통스러운 현실에서 구원해주기를 바라는 소망과 밀접한 관계가 있습니다. 즉, 구원받고 싶은 욕망을 다른 사람을 구원함으로써 충족시키는 것이지요. 구원 환상은 특히 사랑하는 사이에서 나타날 확률이 높습니다. 사랑하는 이에게 중요한 사람이 되고 싶고 그에게 감사와 인정을 받고 싶은 마음이 간절하다 보니 구원 환상까지 갖게 되는 것이지요.

사랑하는 사람을 함부로 구원하려 하거나 치유하려 들면 안 됩니다. 당신이 상대를 치유하려 들면 어느새 당신은 상대를 지배하

　　　　　　　　　　　김민식의 내 몸을 바꾸는 평생 루틴

려 할 것이고, 상대는 자신을 통제하려는 당신에게 엄청난 분노를 쏟아낼 수 있어요. 서로의 감정이 통제되지 않은 채 복잡하게 얽히면 문제는 도저히 해결할 수 없는 지경에 이르고 말아요. 양쪽 다 상처투성이가 된 채 파국으로 치닫게 될 수도 있습니다.

사랑하는 사람이 오래된 과거의 고통에서 벗어나기를 바란다면 전문가를 찾아가 상담을 받아보라고 권해보세요. 상담을 받지 않으려고 한다면 그 나름의 이유가 있을 겁니다. 그때는 언제든 상담을 받고 싶으면 같이 가주겠다고 해요. 스스로 문제를 해결해야겠다고 마음먹을 때까지 기다려주는 게 최선입니다. 상대를 있는 그대로 사랑하면서 말이지요.

셋째, '좋은 부모'가 되려 과도하게 애쓰지 말자

좋은 부모는 언제 어디서나 아이의 필요를 모두 채워주는 사람이 아닙니다. 성장은 결핍과 좌절을 스스로 메워가며 이루어집니다. 부모가 모든 걸 대신하면 아이는 성장할 기회를 잃어버립니다. 최선을 다해 사랑하되, 아이가 자신의 삶을 꾸릴 수 있도록 자립의 여지를 남겨야 해요. 스무 살이 넘어 떠날 때는 잘 떠나보내야 합니다. 좋은 부모가 되려고 뭔가를 해주려고 하지 말고 부모인 저부터 삶을 충실히 사는 모습을 보여주기로 마음먹었습니다.

넷째, 나는 내 인생의 주인으로 살겠다

하기 싫어도 해야 하는 일은 늘 있습니다. 회사가 즐겁기만 하다면 입장료를 내고서라도 다니겠지요. 삶은 그 반대예요. 월급을 받는 대신 하기 싫은 일까지 해야 합니다. '가족만 아니었으면 이 일을 안 했을 텐데'라고 생각하는 순간, 나는 주동자가 아니라 피해자가 됩니다. '내가 해주는 거다'라고 마음먹고 빨리 해치우면 남은 시간에 내가 원하는 사람을 만나고 즐거운 일을 할 수 있어요. 일과 삶의 균형을 중시하는 젊은 세대처럼 저 역시도 '무엇을 할 때 내가 살아난다고 느끼는가'를 먼저 찾아보려 합니다.

다섯째, 나에게 조금 더 너그러워지겠다

누군가를 미워하면 본인도 괴롭습니다. 용서란 분노와 미움을 내 마음에서 떠나보내는 일이지요. 그것은 타인에게만이 아니라 나 자신에게도 필요합니다. 우리는 남을 용서하는 법은 배웠지만 자신을 용서하는 법은 잘 몰라요. 자신에게만 유독 엄격했던 태도를 내려놓을 때, 비로소 나를 좋아할 수 있고, 그때 다른 이도 나를 존중합니다.

좋은 책은 다시 읽을 때마다 새로운 걸 깨닫게 해줍니다. 저는 이런 사람이 되고 싶어요. 저의 멘탈과 조증 수준의 에너지로 더 재미있는 사람이 되고 싶어요. '뭐 하고 놀지?' 궁금해질 때 제일 먼저

   김민식의 내 몸을 바꾸는 평생 루틴

생각나는 사람이 되고 싶습니다.

DJ DOC의 노래 〈나 이런 사람이야〉를 종종 듣습니다. "주둥이만 살아, 뻐꾸기만 늘어가. 무리야. 인생이 술이야. 나에게는 관대하고 남에게는 막 대하고" 이 가사를 들을 때면 나 스스로에게 관대한 사람이 되고 싶지만 이러지는 말자고 생각합니다.

100세까지
현역 인생

제가 요즘 부러워하는 사람은요, 나이 예순이 넘어도 여전히 공부하는 사람입니다. 그보다 더 부러운 사람은요, 여든이 넘어도 여전히 잘 노는 사람입니다. 가장 부러운 사람은 백 살이 넘어도 일하는 사람입니다. 나이 101세가 되어도 현역으로 일하고 있는 의사의 책이 있어요. 《나는 101세, 현역 의사입니다 101歳現役醫師の死なない生活》의 저자 다나카 요시오田中 旨夫 박사님은 의사였던 아버지의 권유와 '사람들에게 도움이 되고 싶다'는 소망으로 의대에 진학했습니다. 졸업 후 대만에서 의사로 일하다가 환갑을 앞두고 오키나와에 의사가 턱없이 부족하다는 소식을 듣고 그곳으로 갑니다. 42년 동안 오키나와에 머물며 백한 살이 된 지금도 매일 환자를 진료합니다. 살아 있

　　　　　　　　김민식의 내 몸을 바꾸는 평생 루틴

는 것만으로도 감사한 나이에 여전히 현역으로 일할 수 있는 비결은 무엇일까요? 책에 45가지 건강 습관을 소개했는데, 저도 언젠가 그분처럼 살고 싶어 따라 한 다섯 가지 습관을 소개할게요.

첫째, 매일 낮잠을 잔다

낮잠은 짧지만 깊은 휴식을 주어 야간 수면의 세 배에 달하는 효과가 있습니다. 다나카 박사님은 젊을 때부터 낮잠 자는 게 습관인데 수면이 부족해서가 아니에요. 밤 10시 반에 잠자리에 들어 아침 6시 반에 일어나는 규칙적인 생활을 유지하세요. 밤잠을 충분히 자면서도 낮잠을 챙기는 건 뇌의 피로를 풀기 위해서입니다. 낮잠은 15~30분이 적당합니다.

둘째, 무리한 운동을 하지 않는다

운동은 몸에 좋지만 나이 들어 무리하면 도리어 해가 됩니다. 지나친 운동은 활성산소를 과도하게 증가시켜 세포와 조직을 손상시킬 수 있어요. 실제로 운동선수가 일반인보다 평균수명이 짧다는 연구도 있습니다. 중요한 것은 '운동 후 충분한 회복'입니다. 땀 흘린 뒤에는 따뜻한 물로 몸을 씻고 충분히 자고 영양 있는 음식을 섭취해 몸을 기분 좋게 쉬게 해야 합니다.

셋째, 늘 등과 자세를 점검한다

자세는 생활 습관의 거울입니다. 스마트폰과 모니터 때문에 '일자목'이나 '새우등'이 흔해졌어요. 젊을 때는 자세 교정이 가능하지만 나이가 들면 뼈와 근육이 굳어 회복이 쉽지 않습니다. 등을 곧게 펴고 자는 습관도 중요합니다. 체형이나 목의 상태에 따라 부담을 주지 않는 베개를 사용하는 것도 중요하지요. 매 순간 등을 점검하며 자세를 바로잡는 습관이 평생 척추 건강을 지켜줍니다.

넷째, 매일 단백질을 먹는다

장수하는 사람들의 식습관에는 공통점이 있습니다. 채소만 먹는 채식주의자는 드물고 대부분 채소와 함께 고기나 생선 등의 단백질을 골고루 섭취해요. 또 천천히 꼭꼭 씹는다는 것도 비슷합니다. 나이가 들수록 단백질 섭취는 더욱 중요합니다. 부족하면 근감소증이 생겨 노후 건강을 크게 해칠 수 있거든요. 다나카 박사님은 "나이 예순 이후에는 반드시 고기를 챙겨 먹어야 한다"고 강조합니다.

다섯째, 병을 통해 건강을 배운다

다나카 박사님은 30대에 폐결핵에 걸려 생사의 고비를 넘긴 적이 있어요. 피를 너무 많이 토해 죽을 뻔한 경험이 평생 의사로 일하는 데 큰 도움을 주었답니다. 아픈 환자의 입장이 되어 보니 환자에게 더 공감하면서 치료할 수 있었다고요. 89세에 두 번째 위기가 찾아왔어요. 말기 암을 진단받고 오른쪽 간을 제거했습니다. 수술하고 3주 뒤 퇴원한 다음 날부터 바로 직장에 복귀했답니다. 원래는 퇴원하고 한동안 안정을 취해야 하는데 다나카 박사님은 누워 지내는 상태가 되면 안 된다고 생각했어요. 89세라는 나이는 몸을 움직이지 않으면 순식간에 쇠약해져서 일상생활로 복귀할 수 없을 가능성이 높거든요.

몸에 나쁘다는 것을 알면서도 멈추지 않는 것은 몸에 좋지 않다는 것을 실감하지 못해서입니다. "아는데 끊을 수 없다"고 말하는 사람은 사실은 제대로 아는 게 아니지요. "뇌경색 발병을 계기로 담배를 끊었다"는 사람은 목숨이 경각에 달린 경험을 했기 때문에 겨우 그 위험을 이해한 것입니다. 불가에서 말하는 돈오점수頓悟漸修는 찰나의 순간 진리를 깨치고 끊임없이 노력해 일궈나간다는 뜻인데요, 병에 걸리기 전에 꾸준히 나쁜 습관을 고치는 게 제일 좋지만, 깨달은 직후라도 반드시 실천하는 게 중요합니다.

사람들은 좋은 결정을 내리기 위해 고민을 해요. 중요한 문제일수록 숙고해야 한다는 생각은 착각입니다. 고민을 줄이고 실행에 더 많은 노력을 들여야죠.《고민이 고민입니다》를 쓴 정신과 전문의 하지현 선생님은 고민과 결정, 실행 순서로 이어지는 과정에서 고민을 줄여주는 방법을 알려줍니다.

우리 뇌는 고통과 불편을 비슷하게 인식합니다. 둘 다 피해야 할 것으로 여기지만, 고통은 생존을 위해 반드시 대응해야 하는 신호인 반면 불편은 견뎌낼 수 있는 감각입니다. 불편은 해결하지 않아도 돼요. 결정을 못 하고 망설이고 있을 때, "지금 내가 망설이는 이유가 고통인가, 불편인가?"를 구분하기만 해도 결정이 빨라집니다.

더 좋은 방법은 저처럼 루틴을 만드는 거예요. 우리는 본능적으로 낯섦을 불편하게 여깁니다. 새로운 환경에 적응하는 데 평균 3개월이 걸린다고요. 새 직장이나 동호회에 나가서 석 달이 지나도 불편하다면 나한테 맞지 않는 곳일 수 있어요. 대개는 석 달 이내에 익숙해지죠. 새로운 루틴을 만들 때도 100일을 기준으로 삼습니다. 100일 동안 영어 문장을 외우고, 매일 아침 글을 썼어요. 탁구나 줌바 댄스를 배울 때도 처음엔 힘들었지만 석 달만 버티면 완전히 적응합니다.

루틴이 생기면 뇌는 편해져요. 할까 말까 망설이지 않고 바로 실행하니까 뇌가 적은 에너지를 소모해요. 루틴이란 건 자극에 대한 반응입니다. 일단 몸에 배면 안 하는 게 오히려 불편하거든요. 나쁜 습관이 그렇듯 좋은 습관도 자리 잡으면 멈추기 힘듭니다.

다나카 박사님의 수십 가지 건강 습관 중에는 "고기를 많이 먹어라", "과한 운동을 삼가라", "병이 오히려 건강에 이롭다"는 등 특이한 조언들이 눈에 띄었어요. 100세인의 건강법은 조금 다른가 봐요. 건강 관리에 정답이 있을 리가요. 사람마다 상황마다 몸 상태마다 다르니까 가장 정확한 조언은 나를 진찰한 의사의 말을 들어야 합니다. 아파서 병원을 찾기 전에 미리 내 몸에 대해 공부하고 있어요. 백세가 넘어 일할 수 있을지 알 수 없고 여든에도 잘 놀고 있을지 모르겠지만, 예순을 앞둔 지금의 나는 공부하는 것만으로도 행복합니다.

(**김민식의** 건강 루틴)

잘 때는 낮은 베개를 써요. 여행지 숙소의 베개는 좀 높은 편이라 수건을 접어서 베개 대용으로 사용합니다.

저는 주간 단위로 놀이 계획을 세웁니다. 평일 월, 수, 금 아침 8시에 하는 문화센터 탁구 수업을 들어요. 8시 수업이 가장 빠른 시간인데요, 문화센터는 7시 30분부터 개방하기 때문에 일찍 가서 사람이 없을 때 혼자 서브 연습을 한다든지 먼저 온 분과 랠리 연습을 할 수 있어요. 아침 첫 수업을 듣고 나면 오전 9시, 문화센터 4층에 있는 도서관으로 올라가 신간코너를 살펴보며 읽을 책을 골라요. 오늘 막 들어온 재미있는 책을 발견하면 아, 또 일주일이 즐거워지죠.

저한테는 헬스클럽에 가는 것도 놀이입니다. 근력 운동은 화요일과 목요일 오후 4시에 가는데요, 화요일은 하체 운동, 목요일은 상체 운동 이렇게 번갈아 합니다. 트레이너 선생님과 할 때도 있고 혼자 할 때도 있어요. 주말에는 복습 시간입니다.

평일 저녁에는 줌바 댄스를 합니다. 5년째 '스포애니'라는 헬스클럽을 이용하는데, 줌바 댄스, 요가, 필라테스 등 무료 GX 프로그램이 많아 애용합니다. 1년 등록을 하면 한 달 이용료가 3만 원도 되지 않아 가격 부담도 없고요. 한곳에 등록하면 전국 지점 어디서나 이용 가능한데요, 줌바 댄스도 무료라는 광고를 보고 시작했어요. 저는 춤에 진심이거든요. 제가 있는 동네에는 마침 스포애니 지점이 3곳이 있어요. 각 지점을 다니며 줌바 댄스 수업을 받아 보고 저랑 음악이나 안무 취향이 가장 잘 맞는 선생님을 선택해 열심히 춤추고 있어요.

토요일에는 MBC에서 만난 친구들과 산행을 다닙니다. 오전 일찍 만나

청계산이나 관악산을 탄 후, 점심을 같이 먹고 파하는 모임이에요. 회사 이야기도 듣고 세상 돌아가는 이야기도 나누지요. 건강 관리에 진심인 친구들이라 만날 때마다 좋은 자극을 받습니다.

일요일에는 라틴 댄스를 춥니다. 강남 라틴 댄스 동호회, 줄여서 '강라 댄'이라는 곳인데요, 멋진 제다이 선생님과 아름다운 써니 선생님에게 살사와 바차타를 배우고요. 6주간 수업을 하면 꼭 수료식 공연에 참여합니다. 무언가를 배울 때 중요한 건 남 앞에서 내가 배운 것을 선보이는 시간입니다. 춤 역시 배우는 '입력' 못지않게 공연으로 춤을 선보이는 '출력'이 중요합니다. 공연을 해야 수업에 더 집중할 수 있고요. 혼자 있는 시간에도 영상을 보며 연습하는 데 동기부여가 되거든요.

강남문화재단이나 서울시에서 보내주는 톡을 수시로 확인합니다. 주말에 하는 볼거리나 놀거리를 소개하는 알찬 소식이 많거든요. 한강페스티벌, 서울둘레길, 한강 드론쇼 등의 소식도 챙기고요. 무료로 진행하는 강남합창단 공연은 매번 빼놓지 않고 보러 갑니다. 물론 예술의 전당에서 하는 클래식 마티니 공연과 양재천 버스킹 공연도 즐겨 찾지요. 무료 공연 일정은 구글 캘린더에 저장해두었다가 강연 등이나 일이 없는 날에 보러 갑니다. 큰돈 들지 않는 놀이로 노후의 시간을 채워가는 게 제 목표인데, 정보만 잘 찾으면 놀 게 천지삐까리네요.

5부

잘 늙어야
잘 죽는다

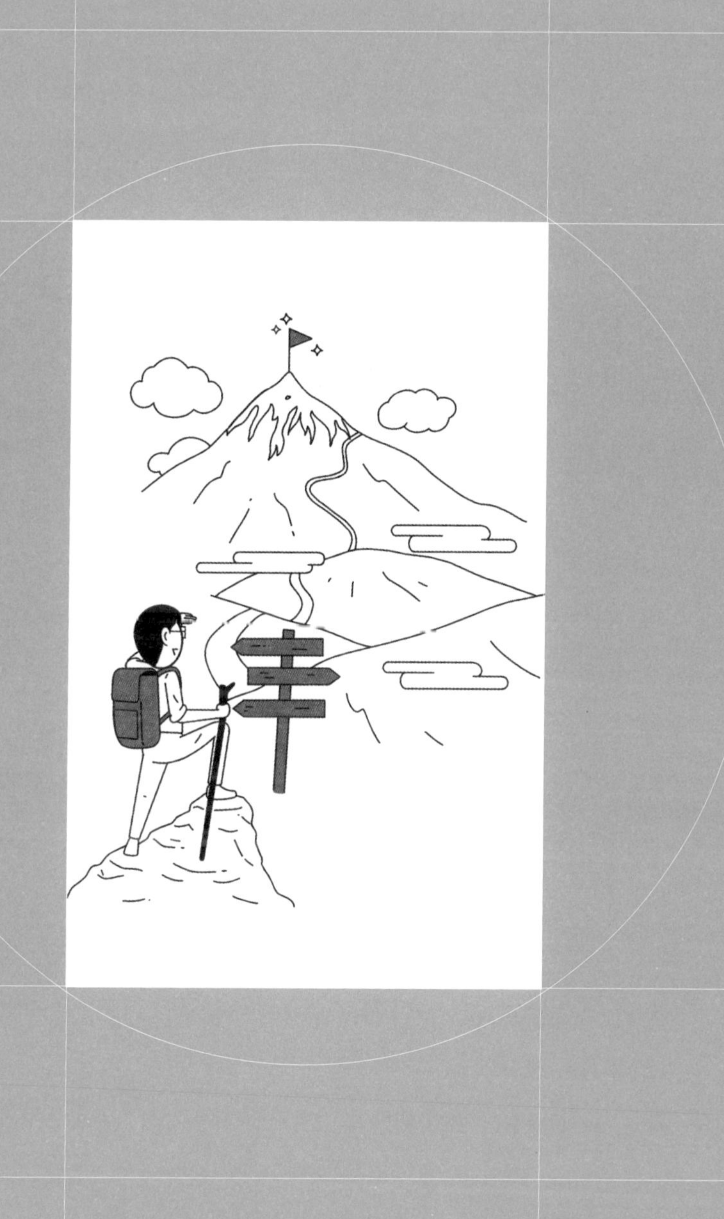

노후 대비는
돈이 전부가 아니다

1998년 IMF 구제금융 사태가 터지면서 부부 교사로 일하시던 아버지와 어머니가 명예퇴직을 하셨어요. 다행히 평생 근검절약하며 모아둔 자산 덕분에 생활하는 데 어려움은 없었습니다. 두 분 다 자신의 명의로 된 아파트가 있고, 무엇보다 매달 각자 연금이 나왔으니까요.

아버지는 매일 노인정에서 좋아하는 바둑을 두며 시간을 보내셨고, 주말에는 산악회를 따라 전국의 명산 기행을 다니셨어요. 그 시절 MBC에서 예능 피디로 일하던 저는 아버지가 참으로 부러웠습니다. 저는 밤을 새워 촬영하고 편집해야 월급이 나오는데, 아버지는 그저 살아 숨 쉬는 것만으로도 매달 꼬박꼬박 300만 원이 들어오니 말입니다. '언젠가 나도 아버지처럼 여유로운 노후를 보내고 싶다'며 부러워했죠.

20년이 흐른 후, 아버지의 노후를 돌아보면 안타까운 마음뿐입니다. 충분히 잘 살 수 있었는데 너무 불행한 노후를 보내셨거든요. 먼저 난청이 찾아와 사람 만나는 일이 힘들어졌고 사고로 크게 다치신 뒤로는 아픈 곳이 많아졌어요. 말년에는 치매로 고생을 많이 하셨습니다. 당사자가 느낀 삶이 어떠했는지 아들인 제가 감히 재단할 수는 없지만 아버지의 말년은 결코 좋은 엔딩이 아니었어요.

아버지는 평생 울산에서 교직 생활을 하셨습니다. 하지만 늘 서울 생활을 동경하셨나 봐요. 퇴직하고 얼마 지나지 않아 서울로 올라오셨어요. 마침 서울에 오래전에 사두신 아파트가 있었어요. 어머니의 취미는 텃밭을 가꾸는 건데요, 서울의 빼곡한 아파트 숲보다는 고향인 부산 해운대 앞바다에서 여생을 보내고 싶어 하셨어요. 결국 아버지는 서울로 올라오시고 어머니는 부산에 남으셨지요. 두 분은 젊어서 사이가 별로 좋지 않았기에, 그런 별거가 오히려 현명한 선택이라 여겼습니다. 그런데 두 분의 뜻을 존중하려던 의도는 이내 무색해지고 말았어요.

일본의 국영 방송 NHK에서 만든 〈노후 파산〉이라는 다큐멘터리가 있어요. 부자 나라 일본에 가난한 노인이 의외로 많다는 걸 보여주며 경각심을 울리는 방송입니다. 홀로 사는 고령자 다수가 빈곤과 예비 노후 파산 상태에 놓여 있어요. 동명의 다큐멘터리를 바탕으로 쓴 《노후 파산老後破産》이라는 책을 보면, 노후 파산을 막기 위해서는 세 가지를 관리하는 게 필요합니다. 건강 관리, 자산 관리, 관계 관리예요.

셋 중에서 가장 중요한 건 건강 관리입니다. 건강하면 자산 관리가 쉬워져요. 일본은 촉탁직 등 다양한 형태로 노인에게도 일자리가 주어집니다. 몸이 건강하면 나이 칠십에도 직장에 다닐 수 있어요. 몸이 아프면 병원에 가야 하지요. 일터에 가서 돈을 버느냐, 병원에 가서 돈을 쓰느냐. 결국 건강 관리가 자산 관리로 이어집니다.

건강하면 사람을 만나 즐겁게 지낼 수 있어요. 아프면 사람을 만나는 것 자체가 힘들어지고요. 가족들도 힘들어집니다. 건강 관리는 관계 관리에도 영향을 줍니다. 남성 노인의 삶의 질을 결정하는 요소는 관계 관리에서도 특히 '배우자와의 관계'입니다. 통계상 배우자가 없는 남성 노인이 노후 파산에 처하기 쉽답니다. 반면 여성 노인은 혼자서도 잘 살아요. 남편이 없어도 친구만 있으면 즐겁게 노후를 꾸려갈 수 있다고요.

평생 직장 생활을 하셨던 울산을 등지고 서울에 올라와 친구 없이 혼자 지내시는 아버지가 자꾸 눈에 밟혔어요. 고집이 세셔서 친척들과도 많이 다투셨지요. 명절에 혼자 지내셨는데요, 그 모습이 안타까워 추석이 오면 아버지를 모시고 해외로 여행을 다녔습니다. 2015년 뉴욕에 갔을 때 아버지는 백악관을 꼭 보고 싶다고 하셨어요. 워싱턴으로 이동해 스미소니언 자연사박물관과 내셔널갤러리를 둘러보았습니다.

미술관에서 그림을 보고 있는데 미국인 경비원이 제 뒤를 따라 오던 아버지를 붙잡고 뭐라고 소리치기 시작했어요. 그러더니 곧 무전기로 긴급 상황을 타전했어요. ‘이게 무슨 일이지?’ 알고 보니 아버지가 벽에 걸린 유화를 손으로 만지신 겁니다. 유화는 물감을 덧칠해 양각처럼 울퉁불퉁하잖아요. 그 촉감이 궁금하셨던 모양입니다. 직접 만져보고 싶으셨던 거죠. 순간 눈앞이 캄캄해졌습니다.

‘저게 얼마짜리 그림인데… 혹시라도 훼손되면 어떡하지? 아, 이게 무슨 국제 망신이야.’

무전을 받은 큐레이터가 달려와 확대경으로 그림을 꼼꼼히 살폈습니다. 저는 몇 번이나 고개를 숙이며 사과했습니다. 노인이 실수로 그런 것 같다, 정말 죄송하다고요. 영어를 알아듣지 못하는 아버지는 뒷짐을 지고 사람들을 못마땅한 눈빛으로 바라보셨습니다.

‘이게 뭐 그렇게 대수라고 이 난리를 치는 거야?’

다행히 그림에는 손상이 없어 주의만 받고 상황은 마무리되었습니다. 아버지와 함께 다닐 때면 부끄러움은 늘 제 몫이었지요. 아버지의 행동을 이해하게 된 건 치매와 관련된 책을 보고서였어요.

“일상의 작은 규칙을 자주 어기는 습관은 뇌 기능의 미세한 손상에서 비롯될 수 있다.”

젊어서도 고집이 세고 남의 말을 잘 듣지 않는 분이었기에 그저 성격 문제라 생각했어요. 늘 그래왔듯이 세상의 규칙을 무시하고 자기 멋대로 사시는구나 했지요. 하지만 돌이켜보니 그것은 성격이 아니라 치매의 신호탄이었어요. 혼자 살고, 친구가 없고, 사회적으로 고립되면 치매로 이어지고요. 혼자 사는 치매 노인에게는 파국이 찾아옵니다.

아버지를 모시고 매년 추석에 해외여행을 다니던 걸 그만두게 된 결정적인 사건이 일어났어요. 어느 날 아버지가 아파트 화단에 있는 대추나무에 올라가셨다가 떨어져 크게 다치신 겁니다. 나무에서 떨어지면서 갈비뼈 2대가 골절되고, 그 뼈가 폐를 찔러 심한 출혈로 하마터면 그 자리에서 돌아가실 뻔했어요. 다행히 주민이 발견하고 119를 불러 응급 수술을 받고 겨우 살아났어요. 그 상황이 너무나 황당했습니다. 아니, 팔십 노인이 대추 따겠다고 나무에 오른다고?

치매가 찾아오면 무엇이 위험하고 무엇이 안전한지에 대한 사리 판별 능력이 급격히 떨어집니다. 아무런 자각 없이 위험한 행동을 합니다. 얼마 전에는 횡단보도 신호가 아직 바뀌지도 않았는데 한 노인이 길을 건너다 택시에 치일 뻔한 장면을 직접 목격했습니다. 노인의 무모한 행동은 대부분 '무지'가 아니라 '인지 기능 저하'에서 비롯됩니다.

연금도 넉넉하고 본인 명의의 집도 있으니 아버지가 노후에 불편 없이 편안하게 사실 줄 알았습니다. 하지만 노후 대비는 돈이 전부가 아니었어요. 돈보다 더 중요한 건 건강 관리였습니다. 그것도 육체 건강뿐 아니라 뇌 건강까지 포함해서 말입니다.

차가 없는 길에서도 무단횡단을 하지 않아요. 아슬아슬하게 노란 신호가 들어오면 멈춥니다. 카페나 푸드 코트에서 치워주는 사람이 있어도 내 자리를 치웁니다. 불편을 감수하는 인지적 부담이 나의 두뇌 건강을 지켜주니까요.

동갑내기 두 노인의
이토록 다른 말년

제가 다니는 탁구장에는 아버지와 동갑인 우 선생님이 계십니다. 라켓만 잡으면 날아다니는 고수여서 단식으로 붙으면 제가 번번이 깨집니다. 승부욕도 대단해서 지는 걸 몹시 싫어하시지요. 어느 날 시합 도중 넘어지셨는데요. 오른팔로 바닥을 짚는 순간 뼈가 부러졌습니다. 여든이라는 나이가 그런 나이인가 봅니다. 뼈가 그렇게 약한 건지 처음 알았어요. 팔에 철심을 넣는 수술을 하고 깁스를 하셨어요. 몇 달 후 깁스를 풀고 탁구장에 가려는데 가족들이 한사코 말리는 통에 결국 집에서 요양을 하셨지요. 그사이 체중이 늘고 혈당과 혈압이 오르며 우울감도 깊어지셨습니다. 매일 소일 삼아 나오던 탁구장에 못 나오자 눈에 띄게 건강이 나빠지신 겁니다.

   김민식의 내 몸을 바꾸는 평생 루틴

우 선생님의 아드님은 정형외과 전문의라는데요, 그 아드님이 이렇게 말했다고 하더군요.

"아버지, 그냥 탁구 치세요. 뼈는 부러지면 제가 다시 붙여드릴 수 있지만 혈당이랑 우울감은 운동이 답이에요."

다시 탁구장에 나오셨어요. 다만 이제는 시합은 하지 않고 가볍게 랠리만 주고받으십니다. 그래도 충분히 즐거운 시간을 보내십니다. 평생 탁구라는 운동을 해오셨으니 팔십에도 즐길 수 있는 거죠.

동갑내기 두 어른의 노후가 이렇게나 다릅니다. 치매가 온 아버지는 혼자 집을 나섰다가 파출소에서 연락이 오기 일쑤입니다. 길을 잃고 헤매는 아버지를 보호하고 있다고요. 반면 우 선생님은 제가 시합 중 점수를 잘못 부르면 즉각 정정하십니다.

"젊은 사람이 벌써 그렇게 깜빡깜빡하면 어떻게 해?"

매일 탁구장에서 웃으며 하루를 보내는 우 선생님과 달리, 아버지는 세상에 대한 분노를 품고 고립 속에 살아가다 결국 치매에 걸리셨어요. 치매가 심해지자 운신의 폭이 좁아지고 운동을 줄이자 하루가 다르게 노쇠해졌어요. 바깥 거동을 삼가고 온종일 집에만 계셨죠. 2025년 가을 소파에서 앉아 계시던 아버지가 미끄러져 바닥에 털썩 주저앉았어요. 구급차를 불러 병원에 가보니 고관절 골절이었습니다. 결국 보철물을 넣는 큰 수술을 받게 되었어요. 믿기지가 않더라고요. 아니, 나무에 오른 것도 아니고 그냥 거실 소파에서 미끄러졌는데 수술을 받는다고?

노년기에는 뼈의 밀도가 크게 감소하는데요, 고관절은 체중을 지탱하는 부위라 충격에 취약합니다. 노인의 경우 소파에서 일어나거나 앉다가 옆으로 미끄러지거나 몸이 비틀린 상태로 주저앉으면 고관절에 직접적인 측면 충격이 가해집니다. 반사 신경과 근력이 저하된 노인은 순간적으로 손을 짚거나 균형을 잡는 능력이 떨어져요.

병원 응급실에서 보는 노인 고관절 골절의 상당수가 집 안에서 침대나 소파, 식탁, 화장실 변기에서 미끄러지는 가벼운 낙상으로 발생합니다. 넘어졌다기보다 그냥 주저앉은 정도로요. 고관절 골절이 특히 위험한 이유는 대부분 수술이 필요하기 때문이고요, 수술 후에는 보행 능력이 급격히 떨어집니다. 장기간 침상 생활을 하다 폐렴과 욕창, 혈전 발생의 위험이 있어 1년 내 사망률이 30퍼센트까지 올라간다는 통계도 있어요. 아버지도 두 달을 못 넘기고 병상에서 돌아가셨습니다.

노인의 낙상 사고 예방을 위해 꼭 필요한 것들이 있습니다. 너무 낮거나 푹 꺼지는 소파는 피하세요. 미끄러운 가죽 소재도 주의할 필요가 있어요. 아버지가 아끼던 소파도 고급스러운 가죽 재질이었어요. 가급적 소파보다는 팔걸이가 있고 잘 밀리지 않는 묵직한 의자를 사용하는 편이 좋습니다. 물론 바퀴 달린 의자는 금물입니다. 일어날 때 급하게 일어나지 않고요. 의자 깊숙이 엉덩이를 붙여 앉은 뒤 천천히 이동합니다. 의자에서 앉았다 일어나는 걸 반복하는 정도의 근력 운동으로도 하체에 힘을 기를 수 있습니다.

   김민식의 내 몸을 바꾸는 평생 루틴

중환자실에 누워 계신 아버지는 자신이 왜 그곳에 있는지 이해하지 못하셨어요. 아들인 저를 알아보지 못하는 날도 있고 말을 걸어도 아무 반응이 없을 때가 많았습니다. 간혹 정신이 돌아오기라도 하면 정맥주사와 콧줄을 뽑으려 하셨습니다. 답답해서 괴로워서 그러셨겠지요. 결국 양팔을 결박한 채 지내야 했습니다. 자신이 왜 묶여 있는지 이해할 수 없는 상황에서 조금씩 말라가셨어요.

'지금 여기는 어디지?'

'왜 나를 묶어놓는 거지?'

'누가 내 팔에 주삿바늘을 꽂았을까?'

'지금 내 앞에서 울고 있는 저 여자는 누구일까?'

네, 때로는 딸의 얼굴조차 알아보지 못하셨어요. 캐나다로 이민 간 동생이 아버지의 긴병을 위해 귀국했고요. 아버지의 고통을 줄여드리기 위해 무엇을 해야 할까, 정말 많이 고민했어요. 식사를 거부하시는 아버지에게 콧줄로 영양을 강제로 공급하는 게 맞을까? 다시 일어나 걷게 된다는 보장도 없는데, 철심을 박는 수술을 나이 팔십에 하는 게 맞는가? 결정 하나하나가 다 너무 어려웠습니다.

수술에 들어가기 전에 의사와 상담했어요. 수술 중 위급한 상황이 생길 경우 심폐소생술을 할 것인가, 말 것인가. 수술이 끝나면 집으로 모실 것인가, 요양병원으로 모실 것인가. 상태가 더 악화되면 산소호흡기, 인공호흡기, 투석을 시작할 것인가. 이런 걸 논의하다 보니 문득 자괴감이 들었습니다.

"이게 아버지를 위한 선택일까, 아니면 우리가 아버지를 보내지 못해서 붙드는 걸까?"

정답은 없어요. 모든 결정 뒤에는 늘 후회가 남습니다. 더 했어도 덜 했어도 마음은 아픕니다.

노인이 말년에 수술을 받으면 자식은 무수한 선택의 기로에 섭니다. 특히 잔인한 결정이 있어요. 통증 조절을 위해 의식을 흐리게 하는 진통제를 쓸 것인가, 정신이 또렷한 대신 아픔을 감내하게 할 것인가. 이 선택은 곧 아버지가 나를 알아보는 시간을 조금 더 가질 것인가, 아버지가 덜 아픈 시간을 선택할 것인가의 문제입니다. 어느 쪽도 사랑 없는 선택이 아닙니다. 정말 눈앞이 하얘지는 순간이었어요.

저와 동생은 무언가를 결정해야 할 때마다 '아버지의 뜻이 무엇이었나' 헤아려보았어요. 건강할 때 "연명의료는 싫다"고 했던 말이 진실일까요, 수술 후 혼란 속에서 "살고 싶다"고 말하는 순간이 진실일까요? 과거의 아버지와 현재의 아버지가 서로 다른 말을 할 때, 현재에 있는 가족은 어떤 아버지의 말을 들어야 할까요? 아버지의 뜻을 따른다고 하지만 결국은 자식의 선택이 되고요. 간병이 길어지면 이런 질문과 숱하게 맞부딪쳐야 합니다.

텔로미어를 발견해 노벨생리의학상을 수상한 엘리자베스 블랙번Elizabeth Blackburn과 심리학자 엘리사 에펠Elissa Epel은 만성질환 아이를 돌보는 간병인 어머니들의 텔로미어 길이를 측정했어요. 만성 스트레스에 노출된 여성들은 생물학적으로 9~17년이나 더 늙었습

김민식의 내 몸을 바꾸는 평생 루틴

니다. 기나긴 간병을 하며 계속 비상 모드가 유지되다 보니 세포들이 텔로미어를 수선하고 복구하는 걸 멈춰버린 겁니다. 아픈 아이를 돌보는 부모나 아픈 부모를 모시는 자식이나 극한의 정신적 고난을 겪습니다. 결국 가족 전체가 아프게 됩니다.

아버지는 생전에 당신의 마지막에 대해 어떻게 해주면 좋겠다는 말씀을 하신 적이 없어요. 과거의 아버지나 현재의 아버지 입장을 모르니 결정에 대한 책임은 고스란히 자식들의 몫입니다. 집에서 모시면 돌발 상황이 두렵고, 병원에 계시면 안전하지만 남은 시간을 낯선 장소에서 외로운 노인으로 보냅니다. '아버지는 집에서 지내기를 원하신다'는 사실과 '우리는 24시간 돌볼 수 없다'는 현실이 충돌합니다. 이때 생기는 감정은 단순한 죄책감이 아니라 '불가능한 사랑'에 대한 좌절에 가깝습니다.

노인을 돌보는 일은 가족의 관계를 시험대 위에 올려놓습니다. 어떤 선택을 해도 누군가는 "너무 빨랐다"고 말하고 누군가는 "왜 더 하지 않았느냐"고 말하거든요. 아버지를 보내고 난 뒤에도 무엇이 옳았는지는 끝내 알 수 없었습니다. 다만 저는 스스로에게 다짐했어요. 삶의 마지막에 찾아오는 고통스러운 결정들을 자식들의 몫으로 남기지는 않겠다고.

저는 아버지의 말년을 보고 사전 연명의료 의향서를 작성했어요. 회복 가능성이 없고 임종이 임박한 상태에서 심폐소생술, 인공호흡기 착용, 혈액투석, 항암제 투여와 같은 연명의료를 시행할지,

중단할지에 대한 저의 의사를 명확히 밝혔습니다. 의식이 없을 때 나를 사랑하는 가족이 대신 고통스러운 결정을 하도록 만들고 싶지 않습니다. 미리 남겨두는 이 한 장의 기록이 임종의 순간, 가족에게 내려질 무거운 짐을 덜어줄 수 있기를 희망합니다. 저는 평생 어떻게 살아갈 것인가를 치열하게 고민해왔어요. 그렇다면 어떻게 떠날 것인가 또한 스스로 결정할 권리와 의무가 있다고 믿습니다.

'어떻게 하면 잘 죽을 수 있을까?' 오래 고민하며 죽음에 관한 책들을 찾아 읽기 시작했고, 그 책들은 삶을 다시 바라보게 하는 창이 되어주었습니다. 잘 죽으려면 잘 나이 들어야 합니다. 젊었을 때부터 노화의 속도를 늦춰 '노인의 몸'이 되는 시점을 뒤로 미루는 게 첫 번째고요. 노인이 된 뒤에는 질병과 치매, 노쇠에 잘 대응해 장애와 사망을 스스로 예방합니다. 그리고 삶의 말미에는 불필요한 고통을 줄이고 싶어요.

(김민식의 건강 루틴)

가까운 보건소에 사전 연명의료 의향서를 등록했어요. 국립연명의료관리기관 홈페이지에서 가까운 등록기관을 확인해 방문하면 됩니다. 기회가 될 때마다 좋은 죽음에 대한 나의 생각을 주위 사람들과 나눕니다. 저에 대해 잘 알수록 남겨진 가족들의 고민이 줄지 않을까 해서요.

마지막까지
바라던 대로

한 여성 기자님이 앉아서 오래 일하다 보니 어깨 통증이 심해져 마사지를 받으러 갔어요. 어깨 근육을 풀려면 뭉친 가슴 근육도 함께 풀어야 한다며 마사지사가 가슴 부위를 세심하게 마사지하던 중 "왼쪽 가슴에 혹이 만져지네요. 병원에 한번 가보세요"라고 했어요. 그 말이 마음에 걸려 병원을 찾았고 40대의 나이에 유방암 진단을 받았습니다. 너무나 갑작스러운 일이었지요.

2024년 기준으로 전체 국민이 기대수명(남자 약 79.9세, 여자 약 85.6세)까지 생존할 경우 암에 걸릴 확률은 약 38.1퍼센트로 추정됩니다. 남성은 약 37.7퍼센트, 여성은 약 34.8퍼센트예요. 생각보다 훨씬 높은 수치입니다.

암 판정을 받은 그분이 가장 먼저 한 일은 서점으로 향하는 것이었습니다. 광화문의 한 대형서점에서 '유방암'을 검색해 책을 찾고, 암 관련 코너를 한참 둘러보았어요. 서울아산병원 유방암센터에서 펴낸《유방암 환자를 위한 치료 안내서》를 비롯해 유방암 관련 책과 암 투병에 관한 책을 여러 권 읽고 자신의 암 투병기를 신문에 연재했어요. 한겨레신문 양선아 기자님인데요, 그때 쓴 글을 모아《끝장 난 줄 알았는데 인생은 계속됐다》라는 책을 냈어요. 양 기자님이 저에게 자신이 읽은 여러 책 중 한 권을 골라주셨는데《어떤 죽음이 삶에게 말했다》입니다.

저자 김범석 선생님은 종양내과 의사로, 주로 말기 암 환자들을 진료해왔어요. 환자들 대부분이 완치를 목표로 하지 않고 생명을 좀 더 연장하기 위해 항암치료를 받는 분들입니다. 그는 수많은 환자의 마지막 순간을 지켜보며 누군가의 삶과 죽음에 대한 기억이 다른 이의 삶에 작은 변화를 불러올 수 있기를 바라는 마음으로 책을 썼습니다.

일흔 살의 노인 암 환자가 의사에게 묻습니다.

"제가 얼마나 더 살 수 있을까요?"

의사는 솔직하게 답합니다. 6개월 이상은 어려울 거 같다고요. 그 말을 들은 환자는 이대로 허무하게 죽을 수는 없겠다며 떠나기 전까지 정말 하고 싶은 일은 다 해보고 가야겠다고 결심합니다. 그 날 이후, 매주 하나씩 자신이 하고 싶은 것들을 하기 시작했어요. 아내와 함께 바닷가로 여행을 가서 해산물 요리를 먹고 종일 바다를 바라보았지요. 좋아하는 노래를 모아 자식들에게 선물하고 손주들에게는 편지를 썼어요. 고향 친구들에게 밥을 사고 오래전에 다퉜던 친구에게 먼저 연락을 했지요. 모두 일상적이고 소소한 일이었지요. 어르신은 병원에 올 때마다 지난주에는 뭘 했는지 들려주며 무척이나 즐거워했답니다. 갑자기 할 일이 많아졌고 사는 게 재밌어졌는데, 이제 시간이 얼마 남지 않아 그게 가장 아쉽다는 말씀도 남기셨어요. 김범석 선생님은 거창하진 않지만 특별한 그분의 이야기를 듣는 게 참 좋았다고 회상합니다.

비슷한 연배의 또 다른 노인 환자가 있었습니다. 이분은 자신의 기대여명이 6개월이라는 말을 듣고 "10년만 더 살았으면 좋겠습니다"라고 했어요. 아무래도 그해 추석을 넘기기 어려워 보였지만 환자의 요청에 의사가 할 수 있는 건 별로 없어요.

"10년 더 사시면, 뭘 하고 싶으세요?"

침묵이 흐릅니다.

"조금 더 살게 된다면, 해보고 싶은 일은 없으세요?"

여전히 대답이 없어요.

"뭐, 그런 거 있잖아요. 제주도로 가족여행을 가고 싶다든지, 손주가 중학교 들어갈 때 교복 한 벌 해주고 싶다든지, 아니면 고향에 한번 다녀온다든지요."

끝내 대답을 듣지는 못했습니다. 막연히 '오래 살고 싶다'는 바람만 있었을 뿐 그 시간을 어떻게 살 것인가에 대한 구체적인 계획이나 소망이 없었던 겁니다.

그래서 하고 싶은 일 열 가지를 생각해오시라 숙제를 냈어요. 하루에 한 번 웃을 일 만들기, 매일 휴대전화로 사진 한 장 찍기, 일주일에 세 번 산책하기, 자식들에게 하루에 한 통 문자 보내기, 아내에게 매일 고맙다고 말하기. 이런 소소한 것들이면 충분하다고요. 하지만 그 환자분은 다음 진료 때도 빈손으로 왔습니다. 남은 시간을 어떻게 살고 싶은가라는 질문의 답은 결국 빈칸으로 남겨진 채, 추석을 넘기지 못하셨다고 합니다.

1세대 유품정리사 김새별 대표는《떠난 후에 남겨진 것들》에서 유족들이 죽음 그 자체보다 고인이 생전에 정리하지 못한 삶의 잔해를 치우면서 더 많이 힘들어한다고 합니다. 유품정리사가 만난 누군가의 떠난 자리는 처참한 상황이 많았습니다. 쓰레기 더미 속에서 발견된 통장과 귀중품을 두고 싸움이 벌어지는 경우도 허다하고요. 그래서인지 자신의 방을 정갈하게 정돈하고 떠난 분들의 공간에 들어서면 경건함이 느껴진다고요. 제가 죽은 후 남겨진 사람들이 제가 살던 집에 왔을 때 '마지막까지 바라던 대로 살았구나' 하고 안도했으면 좋겠어요.

저는 여행을 즐깁니다. 하루 종일 돌아다니다가 오후에 숙소로 돌아왔을 때, 방과 욕실이 말끔하게 정리되어 있으면 기분이 참 좋습니다. 깔끔한 공간에 들어설 때 우리는 행복해지지요. 그래서 저

  김민식의 내 몸을 바꾸는 평생 루틴

는 집을 나설 때 늘 버튼 세 개를 누르고 나갑니다. 로봇청소기, 식기세척기, 스타일러. 호텔 메이드 대신 기계 이모님들에게 청소와 설거지, 빨래를 맡깁니다. 참 편리한 세상입니다.

어쩌면 오늘 집을 나선 뒤에 다시는 돌아오지 못할 수도 있어요. 지금 남겨둔 흔적이 내 삶의 마지막 모습일 수 있다고 생각하면 자연스레 한 번 더 집 안을 둘러보게 됩니다. 매일 정리하는 습관 덕분에 집으로 돌아오는 발걸음은 늘 가볍습니다. 오늘도 무사히 살아 돌아온 나를 깔끔하게 정리된 공간이 맞아줄 테니까요.

(**김민식의** 건강 루틴)

외출할 때는 집 안을 한 번 둘러보면서 정돈된 상태인지 확인하고 버튼 세 개를 누릅니다. 내가 나간 뒤에 로봇청소기와 식기세척기, 스타일러가 청소와 설거지, 빨래를 해두겠지요.

잘 사는 것도 어렵지만 잘 죽는 것도 어렵다

우리나라 사람 4명 중 3명은 병원에서 죽습니다. 그러나 중증 환자 대부분이 죽음의 시간을 질질 끄는 연명의료의 지옥에 갇혀 산 것도 죽은 것도 아닌 수난을 겪습니다. 2026년 국민건강보험공단이 발표한 보고서를 보면 평생 쓰는 의료비는 여성이 2억 1474만 원, 남성은 1억 8263만 원입니다. 여성의 진료비 지출이 더 큰 건 기대수명이 5.8년 더 길기 때문이에요. 이 보고서에서 가장 흥미로운 건 기대수명이 1년 늘면 진료비가 50퍼센트 증가한다는 겁니다. 우리는 평생 쓰는 의료비의 대부분을 마지막 1~2년 동안 쏟아 붓다가 사망합니다. 그런데 임종 직전에는 할 수 있는 게 별로 없어요. 저도 임종을 앞둔 아버지를 좀 더 편안하게 해드릴 수 있는 방법을 여러 모로 찾아봤지만 의료진은 연명의료만 남았다고 하더군요.

1997년 보라매병원에 입원해 있던 중증 환자를 부인의 요청으로 퇴원시켰다가 부인과 의료진이 살인죄와 살인방조죄로 형사 처벌받는 사건이 일어났어요. 이후 병원마다 중증 환자의 퇴원을 억제하기 시작하면서 가족들은 기계에 의존한 환자의 고통을 지켜보며 파산해가는 구조가 고착되었습니다. 결국 의료비 부담으로 자살하거나 가족이 환자의 연명의료 장치를 제거하는 사건이 빈발하게 되었지요.

2009년 폐렴으로 식물인간 상태가 된 김 할머니는 자발 호흡 불가, 의식 회복 가능성 없는 상태로 인공호흡기 제거 시 바로 사망할 수 있는 상태였어요. 가족들은 인공호흡기를 제거해달라 요구했으나 병원에선 거부했지요. 이 사건으로 대법원에서 회복 불가능한 사망 단계에 있는 환자가 사전에 연명의료를 거부한 의사가 확인되고 단순히 생명 연장을 위해 치료를 하고 있다면 "연명의료를 중단하는 것은 살인이 아니라 환자의 자기결정권과 인간의 존엄을 존중하는 행위다"라는 판결이 나왔습니다. '어떻게 죽느냐'가 인간의 권리 문제로 인정받은 첫 사례지요.

판결은 있었지만 실질적으로 제도화된 것은 2018년입니다. 정식 명칭은 〈호스피스·완화의료 및 임종과정에 있는 환자의 연명의료결정에 관한 법률〉이고 '연명의료결정법'이라고 합니다. 이 법은 연명의료의 범위를 심폐소생술, 인공호흡기, 혈액투석, 항암제 투여로 한정하고, 사전 연명의료 의향서를 등록한 성인 환자의 경우 의료진이 임종기임을 판정하고 환자의 의사를 확인하거나 모를 때는 가족 전원의 합의를 거쳐 사망 기록을 등록하면 의사가 민형사상 책임을 지지 않는다는 내용입니다.

하지만 이 법이 시행되고도 의사 2명이 임종기를 판단하는 과정에서 매우 보수적인 결정이 내려지며, 가족 중 한 명만 반대해도 병원은 의료 분쟁을 피하기 위해 치료를 중단하지 않습니다. 너무 사랑해서 또는 끝까지 도리를 다하겠다는 마음 때문에 차마 손을 놓지 못해서 가족 간의 불화가 커집니다. 심지어 중단을 요청한 사람에게는 엄청난 죄책감까지 안겨주지요. 환자에겐 고통이 지속되고요.

고령화 시대, 잘 사는 것도 어렵지만 잘 죽는 것도 참 어렵군요. 호스피스·완화의료 기관에서 말기 환자들의 마지막을 지켜온 박중철 인천성모병원 가정의학과 교수는《나는 친절한 죽음을 원한다》라는 책에서 병원에서 죽는 의미에 대해 이렇게 말합니다.

"장례식장에 가려면 사망진단서가 필요하고, 사망진단서에 기록되는 죽음의 종류는 병사, 외인사, 불상밖에 없습니다. 병원에서 죽음을 허락받으려면 병사가 돼야 하는데, 병원 입장에서 병은 치료해야 하는 것이기에 임종 전까지 환자들은 수많은 검사를 하게 됩니다. 죽음을 사회로부터 격리시키니 자연사는 도태되고 없습니다."

　　　　　　　　김민식의 내 몸을 바꾸는 평생 루틴

저자가 요양원에서 6년간 촉탁의로 일하던 시절, 의미 없는 의료 행위에 죄책감을 느끼면서 환자들을 돌보았답니다. 말기 치매 환자, 파킨슨 환자 등 억제대에 묶여 있는 환자에게 콧줄 넣고 인공 영양제를 강제로 투여합니다. 환자에게는 고통인데 생명을 지키는 거니까 윤리적이라고 여깁니다. 그런데 과연 정말 그것이 환자를 위한 길일까요?

고령의 노인 임종을 겪어본 사람들은 병원에서 사망하는 게 얼마나 비참한지 알아요. 수시로 주삿바늘로 약을 투여하고, 종일 시끄러운 데다 밝은 불빛 때문에 깊은 잠을 잘 수 없어요. 삶을 연장하고 싶어 병원에 입원했는데 연명의료의 족쇄를 차게 될 수도 있어요. 병원에서 사망한 노인들의 70퍼센트 이상이 의료진만 지켜보는 가운데 홀로 죽음을 맞이합니다. 세 명 중 한 명만이 온전히 가족들과 작별할 수 있다는 거예요. 우리나라는 보건의료 환경 분야의 수준은 높은 평가를 받았으나 평화로운 임종을 위한 임종의료 체계가 미흡합니다.

더 이상의 적극적인 치료가 무의미할 때는 연명의료 없이 통증, 호흡 곤란 등 고통 경감에 주력하며 인간적인 돌봄을 제공하여 존엄하게 임종을 맞을 수 있는 호스피스·완화의료 기관의 확대가 필요합니다. 2024년 기준 한국에는 호스피스·완화의료 기관이 197개입니다. 이 중 47퍼센트가 수도권에 몰려 있어요. 2023년 말기 환자들의 호스피스 이용률은 26퍼센트에 불과합니다. 나머지 환자들이 사망 직전까지 중환자실에서 연명의료를 받습니다. 마지막까지 고통 속에서 외롭게 인생의 마침표를 찍고 싶지 않습니다.

현대 호스피스의 발상지이자 전 세계에서 죽음의 질 지수가 가장 높은 영국에는 자선 호스피스 기관이 지역별로 고르게 분포되어 예산의 70퍼센트를 지역의 기부금으로 충당해 비용이 들지 않아요. 또한 주민들이 중고 물품을 기부해 운영하는 '호스피스 숍'이 스타벅스 매장보다 더 많습니다. 영국인들의 55퍼센트는 자신의 집에서 호스피스 서비스를 받거나 호스피스 기관에서 마지막을 보냅니다. 가장 평온한 죽음은 내 집에서 가족들에게 작별 인사를 하고 눈 감는 게 아닐까요.

스마트폰을 전혀 다룰 줄 모르는 아버지에게 문화센터 디지털 문해력 수업을 권하고, 청력이 떨어졌을 때 보청기를 권하고, 사이가 멀어진 친구들과 화해를 권할 때마다 아버지가 그러셨어요.

"됐다. 내 나이 육십인데, 살면 얼마나 더 산다고 귀찮게 그딴 걸 하냐."

우리는 생각보다 오래 삽니다. 나이듦과 죽음은 필연이지만 후회 없는 삶과 친절한 죽음은 노력하면 선택할 수 있다고 생각해요. 제 나이 팔십에도 남은 날들을 위해 기꺼이 수고하고 싶습니다. 어느 정도의 행운이 따른다면 친절한 죽음을 맞을 수 있겠지요.

AI 시대가 온다니 AI를 공부하고 AI로 공부합니다. 피지컬 AI가 나오면 또 뭘 공부해야 할까요? 기대됩니다. 세상이 아무리 빨리 바뀌어도 부지런히 따라갈 겁니다. 죽음이 세상과 갈라놓을 때까지…

가장 인간다운
자연사

의사들이 쓴 다양한 건강 서적을 읽으며 한 가지를 분명히 깨달 았습니다. 21세기 의학의 발전은 수명을 연장했을 뿐 아니라 중증 질환으로 죽음의 문턱에 섰던 사람들에게 새로운 삶을 안겨주었습 니다. 그 이면에는 또 다른 현실이 있습니다. 치료를 받았음에도 아 픈 몸에 꼼짝없이 붙들린 채 살아가는 사람들 역시 늘어났다는 점 입니다. 스스로 먹을 수도 걸을 수도 말할 수도 없고 진통제 없이는 하루도 버티기 힘든 상태로 살아가야 한다면 어떨까요? 나을 수 있 다는 희망이 없는 상태. 삶보다 죽음에 대한 갈망이 더 커지는 그런 날이 올 수 있다고 생각해요.

죽음을 떠올리면 양가적인 감정이 듭니다. 어느덧 오십대 후반

    김민식의 내 몸을 바꾸는 평생 루틴

에 접어드니 탄생보다 죽음에 더 가까이 와 있습니다. 100세 시대니까 한 40년은 더 남았다는 희망이 있는가 하면, 막상 그 순간이 오면 내가 할 수 있는 건 없을 거라는 두려움도 엄습합니다. 저는 그동안 잘 살기 위해 노력하느라 잘 죽기에 대해 별로 생각해본 적이 없었습니다. 아버지의 말년을 지켜보며 마지막까지 바라던 대로 잘 죽는 것이 잘 사는 것의 연장선상에 있다는 것을 깨달았어요. 그렇다면 어떻게 해야 잘 죽는 걸까요?

2013년에 출간된 《편안한 죽음을 맞으려면 의사를 멀리하라大往生したけりゃ医療とかかわるな》에서 저자 나카무라 진이치中村仁一는 집에서 맞는 전통적인 자연사를 권합니다. 일본인의 약 80퍼센트가 병원에서 임종을 맞는데 그는 굳이 필요하지 않은 연명의료로 오히려 사망 직전의 극심한 고통을 키운다고 지적합니다. 심지어 저자는 암으로 죽는 것이 가장 좋은 죽음일 수 있다고도 말합니다. 그는 암을 노화의 한 과정으로 여깁니다. 암 자체는 원래 크게 아픈 게 아닌데 치료 과정에서 고통이 커진다고 주장해요. 그는 말기 암을 선고받는다면 고통스런 항암 치료를 하지 않고 집에서 자연사할 거라고 합니다. 말기 암의 경우 기대여명을 알 수 있기 때문에 사후의 일을 미리 정리하고 가족과 충분히 작별 인사를 나누며 그 귀한 시간을 보낼 거라고요.

《단식 존엄사斷食善終》의 저자 비류잉畢柳鶯은 대만인 재활의학과 의사입니다. 그녀의 어머니는 중년의 나이에 소뇌실조증이라는 가족성 유전병을 진단받습니다. 그동안 같은 병을 앓던 친척들의 불행한 말로를 지켜본 어머니는 병이 말기에 접어들자 의사인 딸에게 부탁해요. 하루빨리 이 고통에서 벗어나고 싶다고요. 그러나 이 당시 대만에서 안락사는 불법입니다. 저자는 재활의학 전문의로 일하며 몸을 움직일 수 없는 환자들이 병원에서 말년을 얼마나 고통스럽게 보내는지 누구보다 잘 알고 있습니다. 어머니를 조금이라도 편안하게 보내드릴 방법은 없을까? 그러다 나카무라 진이치의 책을 읽습니다.

"자연사의 실질적인 상태는 아사와 탈수다. 일반적으로 아사와 탈수라고 하면 비참한 상황을 떠올린다. 배가 고픈데 먹을 것이 없고, 목이 마른데 마실 물이 없어 고통스러운 상태 말이다. 하지만 임종을 앞둔 상황에서는 다르다. 생명의 불꽃이 꺼지기 직전에는 허기나 갈증을 거의 느끼지 못한다. 오히려 기아 상태에서는 뇌에서 모르핀이 분비되어 기분이 좋아지고, 탈수가 진행되면 혈액의 점도가 높아져 몽롱한 상태가 된다."

어머니는 딸의 권유로 이 책을 읽고, 단식으로 고통스러운 투병 생활을 마무리하겠다고 선언합니다. 딸은 아직 이르다며 조금만 미루자고 설득하지만 어머니는 단호합니다.

"나는 이번 생에 해야 할 일을 다 했다. 누구에게도 빚진 게 없고

김민식의 내 몸을 바꾸는 평생 루틴

여한도 없다.”

어머니는 나카무라 진이치가 제시한 ‘5곡 7일 끊기, 10곡 7일 끊기, 야생 식물과 과일 섭취 7일, 수분 7일 끊기’ 방법으로 단식을 시작했어요. 곡기를 끊기 전 식사량을 점진적으로 줄여나갔습니다. 처음 열흘 동안은 생선이나 고기를 먹지 않고 죽과 삶은 채소, 과일을 주식으로 삼았습니다. 허기를 덜 느끼고 사레들리는 것을 막기 위해 오일과 연근 물도 섭취했습니다. 단식 11일째부터는 고형 음식을 완전히 끊었고 이틀 뒤에는 연근 물도 중단했습니다. 18일째부터는 깊이 잠드는 시간이 점점 길어졌고 스무 날이 되자 소변량이 줄어들며 호흡도 점점 미약해졌습니다. 대부분의 시간을 자신의 침대에서 깊이 잠든 채로 보냈습니다. 가족들은 돌아가며 어머니 곁을 지켰고 감사와 사랑을 전하고 또 전했어요. 그리고 안심하는 말도 조용히 속삭였습니다. 21일째 되는 날, 어머니는 편안한 얼굴로 잠든 상태에서 세상을 떠났습니다. 어머니의 단식 존엄사를 지켜본 비류잉의 남동생은 이런 글을 남겼습니다.

“우연히 태어나 필연적으로 죽는다. 죽음에 초연했던 어머니는 내게 가장 소중한 수업을 해주셨다. 나 또한 이곳에 밝힌다. 앞으로 다른 이들이 혐오하는 노인이 되지 않으리라. 어느 날 몸이 노쇠해 고통만 남았을 때, 중환자실에 들어가지 않고 응급 처치를 받지 않고 튜브를 삽입하지 않겠다. 죽은 뒤에는 어떤 의식도 치르지 않고, 지전 한 장 태우지 않은 채 한 줌의 먼지로 돌아가겠다."

미국의 경제학자이자 평화주의자 스콧 니어링 Scott Nearing 은 100세 생일을 앞두고 존엄한 죽음을 위해 곡기를 끊었어요. 그는 충분히 살았고 갈 때가 되었다며 순차적으로 단식에 들어갔고 6주 후, 세상을 떠났습니다. 마지막까지 삶의 주도권을 놓지 않고 가장 인간다운 자연사를 선택한 겁니다.

저는 단식 존엄사에 관한 책들을 읽으며 죽음을 새롭게 바라보게 되었어요. 스스로 음식을 거부하는 사람들에게 억지로 물과 영양을 공급하는 것은 편안하게 죽을 권리를 침해하는 것일 수도 있어요. 하지만 우리나라에서는 현행법상 연명의료를 중단해도 물과 영양 공급은 절대로 중단할 수 없습니다. 책에는 기아 상태에서 오히려 고통보다 행복감을 느낀다고 하지만 실제로는 극심한 갈증과 불안, 섬망이 동반되는 경우가 많습니다. 무엇보다 단식을 선택한 것이 온전히 자유로운 결정인지 아니면 절망과 고립의 표현인지를 구분하기가 쉽지 않아요. 치료 가능한 우울증인데도 가족에게 짐이 되기 싫다는 죄책감 때문에 그런 결정에 내몰렸을 수도 있고요. 존엄한 죽음의 과정을 감정적으로만 바라보아서는 안 된다고 생각해요.

대만에서는 2019년 아시아 최초로 웰다잉법 '환자지주권법'이

   김민식의 내 몸을 바꾸는 평생 루틴

시행되었어요. 적극적인 안락사는 아직 입법 추진 중이나 임종기에 수분 및 영양 공급을 중단할 수 있습니다. 이 법은 사전의료결정이라는 강력한 장치를 전제로 합니다. 환자의 의사결정 능력이 온전한 것인지 명확히 파악해 국가 시스템에 등록해야 합니다. 본인의 의사가 우선이라 가족의 동의는 필요 없습니다. 환자 상태가 회생 가능성이 없다는 것을 의료진에게 판정받아야 합니다. 또한 의료진의 도움을 받아 합법적으로 단식 과정에서의 고통을 완화하는 치료를 병행할 수 있어요. 우리나라에서도 죽는 순간이 아니라 죽음으로 가는 과정의 존엄성에 대해 더 많은 논의가 이루어지면 좋겠습니다.

죽음은 터부시되는 주제입니다. 저 역시 죽음에 대해 막연하게만 생각해왔지요. 아직은 너 많이 공부하고 더 많이 성찰해야 합니다. 이거 하나만은 알겠어요.

'잘 죽는다는 것은 잘 산 것의 결과물이다.'

메멘토 모리는 '죽음을 기억하라'는 뜻의 라틴어입니다. 여기서 말하는 죽음을 기억하라는 의미는 인생무상을 뜻하는 게 아니라, 죽음이라는 확실한 끝을 항상 기억해야 지금 이 순간을 소중하게 보낼 수 있다는 뜻이지요. 오늘 아침에도 스트레칭을 하고 야채구이와 삶은 달걀로 식사를 하고 15분 동안 동네를 산책했어요. 도서관에서 글을 쓰다 햇볕을 쬐고 저녁에는 친구와 슬로 조깅을 했습니다. 저녁을 먹고 감사 일기를 쓸 거예요. 그리고 며칠째 50쪽을

못 넘긴 벽돌책을 읽어야겠어요. 그러다 잠자리에 들겠죠. 푹 자고
또다시 소중한 오늘을 살아가려고요.

공부를 시작한 지 얼마 안 되어 죽음에 대한 책들이 책꽂이에 잔
뜩 꽂혀 있어요. 잘 사는 방법 못지않게 잘 죽는 것도 어렵네요. 책
을 더 읽어야겠습니다.

   김민식의 내 몸을 바꾸는 평생 루틴

오늘이
그날인가?

　말년의 아버지를 돌보며 "왜 하루하루 소중한 인생의 시간을 허비하는 걸까?" 궁금했어요. 하고 싶은 게 없기 때문입니다. 노년에 들어서면 이루고 싶은 목표나 꿈이 희미해지는 것은 당연해요. 그렇다고 말년을 낭비하듯 살 수는 없지요. 스스로 죽음을 재촉하는 거나 마찬가지예요. 질문을 바꿔보았어요.

　"나는 생의 마지막 순간에 어떤 모습이고 싶을까?"

　오래전에 읽은 책이 떠올랐습니다. 미치 앨봄Mitchell Albom이 쓴 《모리와 함께한 화요일 Tuesdays with Morrie》입니다.

　미치 앨봄은 성공을 좇아 분주한 나날을 보내던 스포츠 기자였어요. 어느 날 TV 토크쇼에서 대학 시절 존경하던 교수 모리 슈워츠

Morrie Schwartz가 루게릭병으로 죽음을 앞두고 있다는 소식을 듣게 됩니다. 망설임 끝에 스승을 찾아갑니다. 모리 교수는 하루가 다르게 몸이 굳어가지만 침대에 누워 죽음을 기다리는 대신 자신이 깨달은 인생의 교훈을 세상에 전하기로 합니다. 미치는 매주 화요일에 스승과 대화를 나누며 삶과 죽음에 대해 공부합니다.

사람들은 종종 행복을 돈으로 사려 합니다. 고급차를 사고 좋은 집을 사고 명품을 자랑해요. 하지만 모리 교수는 사랑에 굶주린 사람들이 대용품인 물질을 끌어안으며 일종의 포옹을 기대한다고 말합니다. 물질은 결코 사랑과 용서, 다정함과 동료애를 채워주지 않습니다. 죽음을 앞두었을 때 가장 필요한 것들은 돈으로도 권력으로도 얻을 수 없어요.

"사랑하는 사람들을 위해 자신을 바쳐라. 자기를 둘러싼 공동체를 위해 자신을 바쳐라. 그리고 목적과 의미를 주는 일을 창조하는 데 자신을 바쳐라."

모리 교수도 처음부터 그랬던 건 아니에요. 투병 초기에는 죽는다는 것을 알면서도 받아들이기가 쉽지 않았어요. '건강할 때 더 연구를 했더라면, 그때 쓰려고 했던 책을 썼더라면' 하고 싶었는데 못했던 일에 대한 미련과 했어야 하는데 못했던 것에 대한 후회가 밀려왔어요. 그러다 아, 진짜 죽는다는 것을 받아들이게 된 순간 그 모

　　　　　　　　　　　김민식의 내 몸을 바꾸는 평생 루틴

든 생각이 부질없다는 것을 깨달았지요. 그가 진정으로 바란 건 용서였습니다. 그러자 시한부 인생이 행운이라고 느껴졌습니다. 갑작스럽게 죽었다면 미련과 후회를 껴안고 죽었을 텐데, 긴 투병의 시간에 하나씩 내려놓으며 타인과 자기 자신 모두와 화해했어요. 모리 교수는 매일 어깨 위에 작은 새 한 마리를 올려두고 물었습니다.

"오늘이 그날인가? 나는 준비가 되었는가? 나는 해야 할 일들을 제대로 하고 있는가? 내가 원하는 사람으로 살고 있는가?"

제가 원하는 사람은 어떤 사람일까요? 매일 해야 할 일을 하고 사랑하는 사람들과 만나 시시콜콜한 얘기를 나누고 내가 머무는 공동체에서 가엾고 귀한 것들을 보살피며 하루를 감사로 마무리하고 싶어요. 제가 떠난 뒤에도 남은 사람들의 마음에서 살아가려면 다정하게 말하고 같이 어울리는 시간을 늘려야 해요. 그렇게 살아온 하루하루를 모아 "결국 잘 살았다"는 한마디를 내뱉고 싶어요.

병이 악화되어 온종일 누워만 있어야 하는 상태가 되자 미치가 물었어요.

"딱 24시간만 다시 건강해진다면 무엇을 하고 싶으세요?"

모리 교수는 이렇게 대답합니다. 아침에 일어나 운동을 하고 롤케이크와 홍차로 아침을 먹고 수영을 하겠다고요. 친구들과 맛있는 점심을 먹으면서 그들의 얘기에 열심히 귀 기울이겠다고요. 저녁에는 레스토랑에 가서 스파게티를 먹고 그날 밤에는 지칠 때까지 춤을 추고 깊고 달콤한 잠에 들겠다고요.

"그게 다예요?"

"그래, 그게 다야."

그게 다냐고요? 제가 저런 하루를 보냈다면 완벽한 하루라고 느꼈을 거예요. 저는 가끔 30년 후의 저를 불러 묻습니다.

"지금의 건강한 몸과 마음을 24시간 동안 당신에게 준다면 무엇을 하고 싶습니까?"

여행을 가서 맛있는 조식을 먹고 아침 산책을 하는 것, 도서관에서 절판된 책을 찾아서 읽는 것, 리마스터링한 고전 영화를 극장에서 보는 것, 오랜만에 젊은 친구와 탁구 시합을 하는 것, 〈리베르 탱고〉에 맞춰 탱고를 추는 것 그리고 아직 살아 있는 친구를 찾아가 맛있는 점심을 같이 먹는 것… 그가 하고 싶은 일이 지금 내가 하고 있는 일들이길 기대합니다. 오늘 밤 잠들기 전 나에게 물어봐야겠어요.

'내가 오늘 하려던 일을 다 했는가?'

'내가 사랑해야 할 사람을 충분히 사랑했는가?'

'내가 바라는 사람이 되기 위해 한 걸음이라도 내디뎠는가?'

하루를 정리하며 나 자신에게 물어봅니다. '나는 오늘 하루를 잘 살았는가?' 힘들고 좀 운이 없었더라도 루틴을 제대로 지켰다면 '애썼어!'라고 답할 겁니다.

나쁜 습관은 있어도,
나쁜 루틴은 없다

 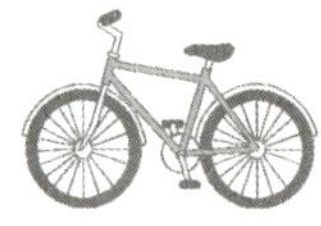  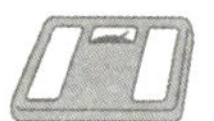

원고를 마무리하며 편집부와 흥미로운 대화를 나눴습니다. 우리가 무심코 섞어 쓰던 '습관'과 '루틴'의 의미를 정리하는 과정이었지요. 이번 책에서 습관은 '반복을 통해 몸에 익은 개별 행동', 루틴은 '그 습관들을 구슬 꿰듯 이어 붙인 규칙적인 세트'로 정의하기로 했습니다. 영화로 치면 습관은 같은 시간, 같은 장소에서 벌어지는 하나의 씬Scene이고, 루틴은 여러 씬이 모여서 하나의 완결된 에피소드

김민식의 내 몸을 바꾸는 평생 루틴

를 이루는 시퀀스^{Sequence}입니다.

가만히 되짚어보니 재미있는 규칙을 발견했습니다. 세상에 나쁜 습관은 참 많지만, '나쁜 루틴'은 없더군요. 습관은 그때그때 반복적으로 행동하면서 나도 모르는 사이 몸에 스며들지만, 루틴은 의식적으로 설계해야 하기 때문이죠. 그래서 루틴 앞에는 '아침', '운동', '기적' 같은 건강한 단어들이 붙습니다. 나쁜 습관이 유혹에 끌려 '당하는 것'이라면, 루틴은 스스로 설계해 '행하는 것'입니다.

우리의 하루는 따분함, 배고픔, 불편함의 연속입니다. 이런 신호가 찾아올 때 우리는 무심코 반응합니다. 따분할 때 집어 드는 스마트폰, 배고플 때 밀어 넣는 야식, 불편함을 피하려 몸을 사리는 게으름. 어쩌면 이런 나쁜 습관들은 고단한 삶을 버티며 생긴 '영광의 상처'일지도 모릅니다. 하지만 그 상처의 가장 큰 피해자는 결국 우리의 건강입니다.

나쁜 습관 하나를 고치는 일은 생각보다 어렵습니다. "오늘은 꼭 일찍 자야지" 하고 다짐하지만, 어느새 침대에 누워 숏폼 영상의 레버를 당기고 있는 자신을 발견하곤 합니다. 마치 슬롯머신 앞의 도박사처럼 무의식적으로 끌려가죠. 이럴 때마다 의지력을 시험하며 나쁜 습관이 스며든 그 씬에서 고군분투하는 대신, 건강한 루틴으로 시퀀스를 통째로 갈아버리는 것이 좋습니다.

아침에 일어나면 밖으로 나가 햇빛을 받으며 산책하세요. 창가에서 서서 햇살을 쏘이는 것도 괜찮습니다. 낮에는 틈날 때마다 몸을 움직이세요. 스트레칭을 하고 식후 15분 정도만 걸어도 좋습니다. 저녁 식사는 조금 일찍 먹고, 7시 이후에는 책을 읽는 루틴을 가동해보세요. 그러면 밤 9시가 되면 몸이 자연스럽게 잠을 청합니다. 아침에 눈을 뜨자마자 요가 매트를 펴고 스트레칭과 푸시업을 이어가는 루틴이 작동하면, 무기력함이 끼어들 틈이 사라집니다. 처음에는 누군가의 루틴을 따라 하는 것으로 시작해 서서히 내 몸의 맞는 자기만의 루틴을 찾아갑니다. 스스로 설계한 시스템 안에서 움직여보면, 누구나 삶의 주인이라는 감각을 느낄 수 있습니다. 주체성과 자기효능감으로 하루가 온전히 꽉 찹니다.

편집자분이 원고를 읽고 이런 말을 건넸습니다.

"피디님, 이 책을 읽고 나면 이상하게 몸을 움직이고 싶어져요."

저에게는 그보다 더한 찬사가 없습니다. 5년간 제 몸으로 꾸준히 시도하고 실패하고 수정하면서 늘려온 저의 루틴을 한 권의 책으로 써낸 이유가 바로 그것이거든요. 저를 있게 해준 사랑하는 독자님들의 머리를 지식이나 정보로 채우는 것이 아니라, 엉덩이를 의자에서 떼게 만들고 싶어요.

흔히 영화 한 편에는 8개에서 10개의 시퀀스가 있다고 합니다. 모든 시퀀스가 완벽하지 않아도 좋은 드라마가 될 수 있어요. 삶은 그런 시퀀스가 수없이 반복되는 하루하루가 쌓여 이루어집니다. 나쁜 습관 몇 가지에 좌절하지 마세요. 우리에게는 그것을 덮어버릴 강력한 무기, '루틴'이 있습니다. 이 책의 마지막 페이지를 넘기고,

　　　　　　　　　　　　김민식의 내 몸을 바꾸는 평생 루틴

창문을 여는 사소한 행동이, 요가 매트를 펴는 단순한 동작이, 일찍
자고 일찍 일어나보자는 삼일짜리 결심이, 오늘 이후 당신의 모든
날을 바꾸는 그 멋진 루틴의 첫 번째 씬이 될지도 모릅니다.

자, 읽는 건 여기까지입니다.
이제 몸을 움직일 시간입니다.

2026년 봄이 오는 길목에서.

김민식 드림

김민식의 내 몸을 바꾸는 평생 루틴

초판 1쇄 2026년 4월 5일
글 김민식

발행인·대표이사 정제원
본부장 이정아
기획 고래방 최지은
책임편집 서정욱
기획위원 박정호
마케팅 김주희 이현지 한륜아 이나경

디자인 STUDIO BEAR
일러스트 그림요정더최광렬

발행처 중앙일보에스(주)
주소 (03909) 서울시 마포구 상암산로 48-6
등록 2008년 1월 25일 제2014-000178호
문의 jbooks@joongang.co.kr
홈페이지 jbooks.joins.com
인스타그램 @j_books

ⓒ 김민식, 2026
ISBN 978-89-278-8161-2 (03510)